CONNAISSANCE

DES

PLANTES MÉDICINALES

Toulouse. — Imprimerie de CAILLOL et BOURBON, rue de la Pomme, 34.

CONNAISSANCE

DES

PLANTES MÉDICINALES

LES PLUS USITÉES

A LA PORTÉE DE TOUT LE MONDE

Contenant : 1° les diverses dénominations de 160 Plantes , l'époque et les lieux où elles croissent; 2° leur description physique et les procédés pour la récolte et la conservation; 3° leurs propriétés spécifiques et les cas dans lesquels elles sont généralement employées; 4° une table des maladies expliquées et des plantes qui leur sont applicables;

PAR

Ferdinand ROUGET

Avant de juger un livre, il
faut le connaître.

PRIX : 2 FRANCS

SE VEND PAR L'AUTEUR EN PERSONNE

—

1865.

1864

PRÉFACE

La connaissance des plantes pour la conservation de la santé remonte à la plus haute antiquité.

Les naturalistes remarquèrent d'abord dans
les plantes leurs propriétés curatives, et s'occu-
pèrent presque exclusivement de ces propriétés.
L'examen des organes et des fonctions n'eut lieu
que beaucoup plus tard ; de telle sorte que l'on
peut dire que l'application a été antérieure à la
science.

Campegius (Champier), Antoine-Constantin,
Garidel, Coste et Wilmet, Bodart, Loiseleur-
Deslonchamps, Roques et Cazin de Boulogne,
en France ; Burtin et Wauters, en Belgique ;

Jean Prévost, en Italie ; Beverovicius (Jean), de Beversvick, en Hollande ; Thomas Bartholin, en Danemark ; Tabernœmontanus, en Allemagne, ont prouvé que la nature ayant suffisamment pourvu chaque pays des secours nécessaires à ceux qui l'habitent, on peut, sans avoir recours aux substances exotiques, guérir les malades avec les remèdes tirés des plantes indigènes.

Sur nos rochers stériles, au fond des ombreuses vallées, au pied de nos balsamiques sapins, sur les bords du ruisseau qui serpente dans la prairie, comme sur les bords des chemins, partout, on peut récolter des espèces préférables, avec leurs sucs et leur naïve fraîcheur, à ces racines équivoques, à ces bois vermoulus que le Nouveau-Monde échange contre notre or et souvent contre notre santé...

Livré à la pratique rurale après avoir été pendant longtemps familiarisé avec la thérapeutique urbaine, nous avons pu comparer les deux genres de médication. L'expérience nous a démontré plus d'une fois que l'on doit presque toujours préférer les plantes indigènes, lorsqu'elles offrent les mêmes principes médicamenteux, aux substances exotiques, souvent altérées par le voyage ou le séjour dans les magasins, plus souvent encore falsifiées par la cupidité.

Ceux qui objectent que les plantes indigènes ou naturalisées sont peu énergiques ou infidèles dans leur action sur nos organes, commettent deux graves erreurs.

Il suffit, pour réfuter la première objection, de rappeler que nous possédons des plantes tout aussi actives que celles que nous faisons venir à grands frais des régions lointaines.

La seconde objection n'est pas mieux fondée. Nous ferons remarquer que le défaut de soins et de précautions relativement au choix de la plante, à sa récolte, à sa conservation, à ses diverses préparations, etc., rend leur action peu efficace.

Souvent, en effet, les plantes sont récoltées avant leur parfait développement, ou lorsqu'elles ont perdu la plus grande partie de leurs propriétés, par des femmes qui n'ont d'autre instruction que la routine. Elles sont livrées à l'herboriste, tantôt chargées de rosée, tantôt mouillées et rafraîchies, pour les faire paraître plus récentes quand elles n'ont pas été vendues au marché précédent, et, dans cet état, elles s'altèrent au lieu de se conserver pour la dessiccation.

En général, on néglige trop les plantes salutaires qui croissent sous nos pas, qui respirent, pour ainsi dire, l'air que nous respirons, et qui servent à composer des remèdes simples, efficaces et peu coûteux. Pourquoi ne seraient-elles pas préférées à ces remèdes multipliés qui, en raison de la singularité de leur nom, de leur rareté et surtout de leurs prix élevés, semblent avoir de grandes vertus ?

Il est donc de la plus grande importance de faire connaître et de mettre à la portée de tous les propriétés spécifiques des plantes indigènes les plus usitées pour la conservation de la santé. Notre expérience nous a permis de faire des recherches minutieuses et exactes sur les plantes indigènes, en écartant soigneusement les vénéneuses, dont l'emploi présente de graves inconvénients.

Fidèle aux principes que nous avons reçu de nos maîtres, nous osons espérer que notre Traité pratique facilitera à toutes les intelligences la connaissance et l'emploi des plantes indigènes ; tel est notre ardent désir : fasse le ciel qu'il se réalise !

CONNAISSANCE

DES

PLANTES MÉDICINALES

ABSINTHE.- Aluine, armoise amère, armoise absinthe; famille *synanthérées*. Cette plante, herbacée, vivace, croît dans les lieux incultes, sur les bords des chemins. (Juillet, septembre.)

Description. Racines dures, fibreuses, pivotantes; tige droite de 60 à 70 cent., dure, cannelée, rameuse, d'un gris cendré, remplie d'une moëlle blanche; feuilles molles, d'un vert argenté, portées sur une queue, se succédant régulièrement et terminées en fer de lance; fleurs petites, en forme de petites boules, jaunâtres, en grappes soudées.

L'absinthe, d'une odeur forte et arômatique, d'une amertume devenue proverbiale, se récolte à l'époque de la floraison. Après avoir disposé en guirlandes les sommités bien mondées, on les fait sécher à l'étuve ou au séchoir.

L'absinthe sèche doit être un peu longue, portant des feuilles nombreuses, sans taches noires ou jaunes, odorante et d'une amertume très prononcée; ses propriétés sont plus énergiques quand elle a été cueillie par un temps pluvieux ou dans un lieu humide.

Propriétés. L'absinthe est tonique, excitante, stimulante, fébrifuge et vermifuge ; à dose modérée,
elle excite l'estomac, aiguise l'appétit, facilite la
digestion, accélère les fonctions circulatoires et
sécrétoires. On l'emploie principalement dans la
faiblesse de l'estomac et des intestins, le gonflement
du ventre, le carreau, les engorgements du foie et
des intestins, l'hydropisie, les flatuosités, les pâles
couleurs, les flueurs blanches, la suppression des
règles, le catarrhe de la matrice, les fièvres intermittentes, les affections scrofuleuses et vermineuses, le
scorbut, la gale, les plaies et les ulcérations anciennes.

Préparations. *Infusion :* feuilles ou sommités de
10 à 30 gr. par litre d'eau froide ou chaude ; *dose :*
2 tasses par jour ; *suc frais :* 1 ou 2 cuillerées dans
une tasse d'eau ou de vin, matin et soir ; *sirop :* eau,
100 gr., sucre, 30 gr., suc frais, 1 cuillerée ; *dose :*
une demi-tasse, matin et soir ; *poudre :* 1 à 2 gr.
comme tonique ; 4 à 16 gr. comme fébrifuge, dans
une demi-tasse de vin blanc, le matin.

A l'extérieur : Infusion, de 30 à 50 gr. de feuilles
ou de sommités par litre d'eau, pour lotions, et les
feuilles en cataplasmes.

La plante fraîche est plus active que la sèche.

ACHE. Céleri sauvage ou des marais, persil des
marais, céleri odorant ; famille *ombellifères*. L'ache,
plante bisannuelle, croît partout, dans les lieux humides, et est cultivée dans les jardins. (Juillet.)

Description. Racine épaisse, fibreuse, pivotante, rameuse,
roussâtre en dehors, blanchâtre en dedans, quelquefois chargée
de plusieurs têtes ; tiges de 60 à 80 cent., droites, creuses,

ra meuses et noueuses; feuilles ailées, larges, divisées, dentées, luisantes, et se succédant régulièrement; fleurs jaunâtres, petites, disposées en parasol.

L'ache, d'une odeur aromatique, d'une saveur âcre, étant bisannuelle, doit être récoltée la seconde année; ses propriétés sont moins actives dans la première année. Elle perd son odeur désagréable par la dessiccation. Les feuilles sont employées fraîches.

Propriétés. L'ache est diurétique, fondante, expectorante, résolutive. On l'emploie dans les engorgements et l'irritation des intestins, l'inflammation de l'estomac, le gonflement du ventre, les hydropisies, la jaunisse, le mal de reins, la gravelle, la faiblesse résultant des fièvres intermittentes, la manie, l'asthme humide, les rhumes, la toux, le scorbut, les engorgements des mamelles, les chutes, les tumeurs et les ulcérations.

Préparations. *Infusion* ou *décoction* des racines : 30 à 60 gr. par litre d'eau; *dose* : 1 tasse matin et soir; *suc* des feuilles : 1 ou 2 cuillerées, comme diurétique; 2 à 4 cuillerées, comme fébrifuge; *sirop* : suc des feuilles, 150 gr., sucre, 160 gr.; *dose* : une demi-tasse, matin et soir.

A l'extérieur : Infusion ou décoction des feuilles et des racines, 50 à 100 gr. par litre d'eau. Feuilles, quantité suffisante en cataplasmes; *suc* : en lotion, gargarismes.

AGRIPAUME. Cardiaque, cardiaque officinale, cardiaire; famille *labiées*. Cette plante, vivace, herbacée, croît autour des habitations rurales, dans les terrains incultes et pierreux. (Juin, septembre.)

Description. Tige de 60 à 80 cent., droite, carrée, cannelée, remplie d'une moëlle blanche; feuilles opposées, larges,

portées sur une queue, garnies de poils fins et courts, les inférieures à trois divisions dentées, les moyennes plus étroites et
plus pointues, les supérieures souvent entières ; fleurs roses,
tachées de points pourpres, assemblées autour d'un même point
au sommet de la tige.

L'agripaume, d'une odeur peu agréable, d'une saveur amère,
un peu âcre, se récolte pendant et même avant la floraison pour
la conserver. La dessiccation, pendant laquelle les feuilles noir-
cissent un peu, lui fait perdre une grande partie de ses propriétés.

Propriétés. L'agripaume est tonique, excitante,
sudorifique, antispasmodique, emménagogue, diurétique et vermifuge. Elle s'emploie dans les affections du cœur, vermineuses et nerveuses, la suppression des règles, l'asthme humide, la difficulté de
respirer, les vertiges et les varices.

Préparations. *Infusion :* feuilles et sommités, 30
à 50 gr. pour un litre d'eau ; *dose :* 1 tasse, matin
et soir ; *sirop :* suc des feuilles et des sommités,
200 gr., sucre, 90 gr. ; *dose :* une demi-tasse, matin
et soir.

AIGREMOINE. Agrimoine, ingremoine, eupatoire des Grecs ; famille *rosacées.* Cette plante croît
le long des haies, des chemins, dans les bois, les
prairies. (Juin, juillet, août.)

Description. Tige de 60 cent. environ, droite, dure, velue,
garnie de feuilles ; feuilles dentées, velues, blanchâtres en dessous, disposées comme les barbes d'une plume, se succédant
régulièrement et entremêlées de feuilles très petites ; fleurs jaunes, en épi terminal.

L'aigremoine est d'une odeur agréable et légèrement arômatique à l'état frais, d'une saveur un peu amère et astringente :
elle peut se récolter pendant tout l'été pour l'usage journalier ;
pour la conserver, on ne la récolte qu'en automne.

Propriétés. L'aigremoine est stimulante et astringente. On l'emploie dans la faiblesse générale, la jaunisse, les engorgements du foie, des intestins et des amygdales, les hémorrhagies, le pissement de sang, l'écoulement excessif des règles, les flux muqueux, les pertes séminales, l'incontinence d'urine, les écoulements chroniques, la gale, les plaies et les ulcérations internes et externes.

Préparations. *Infusion :* feuilles et sommités, 15 à 40 gr. par litre d'eau ; *dose :* 1 tasse, matin et soir ; *suc* des feuilles : 1 à 3 cuillerées par jour.

A l'extérieur : décoction , 30 gr. de feuilles pour 300 gr. d'eau, quelquefois avec addition de miel et de vinaigre, pour lotions, injections et gargarismes ; feuilles en cataplasmes sur les plaies et ulcères.

ALCHIMILLE. Pied-de-lion, manteau-des-dames ; famille *rosacées.* Cette plante, vivace, croît partout, dans les prés et dans les bois. (Juin, juillet, août.)

Description. Racine épaisse, brune, dure, contenant une espèce de moëlle jaunâtre ; tiges de 25 cent. environ, cylindriques, rameuses, légèrement velues ; feuilles se succédant régulièrement, d'un vert jaune en dessus, blanchâtres en dessous, velues sur les bords et sur les nervures, dentées, les inférieures portées sur de longues queues et à sept ou neuf divisions, les supérieures à courtes queues et à cinq divisions ; fleurs petites, portées sur des queues, verdâtres, disposées en bouquets terminaux ; semence nue, arrondie, jaunâtre, brillante.

L'alchimille est sans odeur ; ses feuilles ont une saveur âpre ; elle peut être récoltée pendant tout l'été. Pour conserver la plante, on la cueille pendant la floraison.

Propriétés. L'alchimille est tonique et astringente. On l'emploie dans les hémorrhagies , les écoulements muqueux, la diarrhée, le relâchement des gencives et de la matrice, les ulcérations internes et externes.

Préparations. *Décoction* de toute la plante, 30 à 60 gr. par litre d'eau ; *dose* : 3 tasses par jour ; *suc* des feuilles : 1 demi-tasse, matin et soir.

A l'extérieur : décoction, 50 à 100 gr. de toute la plante par litre d'eau, pour lotions, injections et gargarismes ; feuilles fraîches en cataplasme.

ALKÉKENGE. Coqueret, coquerelle, cerise d'hiver ou de juifs ; famille *solanées*. L'alkékenge, dont la racine est vivace, croît spontanément dans les champs cultivés, les bois taillis et les vignes. (Juin, septembre.)

Description. Racines à fibres grêles et longues ; tige de 30 à 50 cent., droite, un peu velue, rameuse, verte d'abord, puis rougeâtre ; feuilles larges, unies, réunies deux à deux à la base, les supérieures ovales et un peu pointues ; fleurs d'un blanc terne, solitaires, inclinées en bas et portées sur des queues ; fruit : baie contenue dans un cornet membraneux, acquérant une couleur rouge écarlate à mesure que sa maturité avance, d'une forme globuleuse et contenant un grand nombre de petites graines aplaties.

Les baies d'alkékenge sont d'une amertume franche et d'une acidité marquée, qui n'est pas désagréable. Cette plante ne doit être récoltée qu'à l'époque de la maturité des fruits. Dans les vignes, les premières pousses ont souvent été détruites par les vignerons, et les coquerets de seconde végétation mûrissent à la fin de septembre ou d'octobre. On peut alors les cueillir, en faire des bouquets et les exposer sur un sol bien sec à la chaleur du soleil. La dessiccation sera plus prompte, si l'on sépare les baies des capsules, car la transpiration des premières entretient l'humidité des secondes. Il est nécessaire de passer la plante au four ou à l'étuve avant de la soumettre à l'action du pilon.

Propriétés. L'alkékenge est tonique, astringent, excitant, diurétique et fébrifuge. Il s'emploie dans la faiblesse générale, les engorgements du foie, des testicules et des articulations, l'hydropisie, la jaunisse, les fièvres intermittentes, inflammatoires et typhoïdes, les inflammations de l'estomac et des voies urinaires, le catarrhe de la vessie, la rétention d'urine, la gravelle, le mal de reins, l'épilepsie et la goutte.

Préparations. Baies fraîches et mûres, de 12 à 30 par jour. *Infusion :* baies, 15 à 60 gr. par litre d'eau ; *dose :* 3 tasses par jour ; *suc* des baies fraîches, 2 ou 3 cuillerées par jour ; *vin :* feuilles et baies, 30 à 60 gr. macérées pendant huit jours dans un litre de vin blanc ; *dose :* 1 tasse, matin et soir, comme diurétique, 3 tasses comme fébrifuge ; *poudre :* tiges, capsules, baies, 4 à 18 gr. en une seule ou en plusieurs fois, dans une tasse d'eau ou de vin, ou mieux encore, de vin d'alkékenge.

ALLELUIA. Surelle, oxalide, pain de coucou, oseille de Pâques, trèfle aigre, oseille à trois feuilles ; famille *oxalidacées.* Cette plante croît communément dans les bois, au pied des arbres, dans les lieux ombragés, le long des haies. (Mars et avril.)

Description. Racine rampante garnie de renflements d'où naissent des fibres ; feuilles naissant de l'extrémité de la souche par cinq ou six, portées sur de longues queues et formant gazon, velues en dessous, où leur couleur est blanchâtre ; fleurs blanches, solitaires, sur des hampes droites, un peu moins longues que la queue des feuilles.

L'alleluia est inodore, d'une saveur acide fort agréable ; elle se récolte au moment de la floraison, vers le temps de Pâques, d'où lui vient le nom d'alleluia. La plante perd une partie de sa saveur acide par la dessiccation ; mais on peut se la procurer pendant toute la belle saison et l'employer à l'état frais.

Propriétés. L'alleluia est rafraîchissante, tempérante, antiputride, antiscorbutique, diurétique. Elle convient dans les engorgements du foie et des intestins, l'inflammation de l'estomac, l'angine, les affections inflammatoires, la fièvre typhoïde, la jaunisse et les ulcérations externes.

Préparations. *Décoction* : 30 gr. ou une poignée dans un demi-litre d'eau ou de petit-lait ; *dose* : 2 ou 3 tasses par jour ; *suc* exprimé : 1 demi-tasse, matin et soir. Plante fraîche, mangée en salade, une poignée.

A l'extérieur : feuilles fraîches, en cataplasme.

ANAGYRE. Bois puant, anagyre ; famille *légumineuses*. Cet arbuste croît abondamment dans les lieux montagneux. (Mai.)

Description. Tige droite, rameuse, recouverte d'une écorce cendrée, s'élevant jusqu'à la hauteur de 3 mètres ; feuilles se succédant régulièrement, portées sur des queues, composées de trois petites feuilles ovales, sans queue, velues en dessous, terminées par une petite pointe particulière ; fleurs naissant trois ou quatre ensemble, par petits bouquets latéraux, portées chacune sur une queue plus courte qu'elle, d'un jaune pâle, excepté le pétale supérieur qui est taché en dessus d'un jaune brun ; fruit : gousse de la longueur d'un doigt, presque cylindrique, recourbée à son extrémité et renfermant trois à cinq graines en forme de haricot, qui deviennent blanches en mûrissant.

Toutes les parties de l'anagyre exhalent une odeur fétide quand on les froisse entre les doigts ; les feuilles ont une saveur amère très prononcée ; on récolte les feuilles de mai en octobre.

Propriétés. L'anagyre est tonique et purgatif. On l'emploie dans les engorgements de l'estomac, du foie et des intestins, la jaunisse, la fièvre typhoïde et les douleurs de dents.

Préparations. *Infusion :* feuilles, 15 à 20 gr. pour un quart de litre d'eau bouillante, édulcorée avec un peu de miel et de sucre ; *dose :* 2 tasses, le matin, prises à une heure d'intervalle.

ANCOLIE. Gant de Notre-Dame ; famille *renonculacées.* L'ancolie croît spontanément dans les bois et le long des haies, et est cultivée dans les jardins. (Juin, juillet.)

Description. Racine vivace, fibreuse, blanchâtre, produisant plusieurs rameaux ; tige s'élevant de 60 à 80 cent., faible, rameuse, rougeâtre, droite ; feuilles grandes, portées sur des queues, composées trois par trois sur la même queue ; les petites feuilles arrondies, à trois divisions, dentées, d'un vert foncé en dessus et bleuâtre en dessous ; les feuilles qui naissent sur la tige se succèdent régulièrement, sont peu nombreuses, et vont en diminuant de grandeur à mesure qu'elles approchent du sommet de la plante ; fleurs grandes, pendantes, bleues à l'état sauvage, quelquefois rouges, violettes, blanches, panachées, etc., à l'état de culture ; fruit composé de cinq capsules droites, presque cylindriques, pointues ; graines ovales, attachées aux deux bords de la suture de chaque capsule.

Cette plante doit être préservée de l'humidité, qui lui fait perdre une partie de ses propriétés.

Propriétés. L'ancolie est béchique, diaphorétique, apéritive et diurétique. On l'emploie dans les fièvres inflammatoires et typhoïdes, la jaunisse, la phthisie, les rhumes, la toux, la suppression des menstrues, la variole, la rougeole, les tumeurs inflammatoires et les croûtes de lait.

Préparations. *Infusion :* semences, de 4 à 8 gr. pour un demi-litre d'eau bouillante ; *dose :* 1 tasse, matin et soir ; *sirop :* fleur, 30 gr., eau, 60 gr., sucre, 60 gr. ; *dose :* 3 ou 4 cuillerées par jour.

1.

A l'extérieur : feuilles et fleurs, en cataplasme ; décoction de la racine et des graines pour lotions, 50 à 100 gr. par litre d'eau.

ANETH. Aneth odorant, fenouil puant, fenouil bâtard ; famille *ombellifères.* Cette plante croît spontanément dans les lieux incultes, les fossés ; on la cultive dans les jardins. (Juillet.)

Description. Tige de 40 à 45 cent., cylindrique, un peu rameuse, cannelée, alternativement blanche et rougeâtre ; feuilles se succédant régulièrement, trois fois ailées, très étroites et aplaties ; fleurs jaunes, disposées en double parasol, demi-ouvertes, terminales ; fruit ovale, comprimé, divisé en deux graines convexes et cannelées d'un côté, aplaties de l'autre, entourées d'un rebord jaunâtre.

L'aneth, d'une odeur arômatique plus forte et moins agréable que celle du fenouil, est d'une saveur plus prononcée quand il a été récolté dans un lieu plus sec. On le récolte au mois d'août et successivement ; il faut cueillir les bouquets de graines à mesure qu'ils brunissent, en choisissant pour cela un beau jour et sans attendre la chute de la rosée.

Propriétés. L'aneth est tonique, stimulant et carminatif ; il convient dans la faiblesse générale, de l'estomac et des intestins, la suppression des règles, les flueurs blanches, les douleurs nerveuses d'estomac, le gonflement du ventre, les flatuosités, la rétention d'urine, et augmente la sécrétion du lait des nourrices.

Préparations. *Infusion :* semences, 5 à 10 gr. par litre d'eau ; *dose :* 2 ou 3 tasses par jour ; *poudre :* 1 ou 2 gr , le matin et le soir. 1 ou 2 gr. de semence purgent bien les enfants nouveau-nés.

A l'extérieur : infusion pour lotions, 10 à 20 gr. de

semences par litre d'eau ; feuilles et sommités en cataplasme.

ANGÉLIQUE. Angélique officinale, cultivée, archangélique, herbe du Saint-Esprit ; famille *ombellifères*. Cette plante croît spontanément dans les lieux froids, humides, tels que le long des fleuves, les bords des fossés, des étangs. On la cultive dans les jardins, où elle se sème d'elle-même. (Juillet, août.)

Description. Racine grosse, en forme de fuseau, brune, ridée à l'extérieur, blanche intérieurement ; tige de 1 mètre et demi environ, grosse, creuse, cylindrique, rameuse, rougeâtre ; feuilles très grandes, disposées en barbe de plume, vertes en dessus, blanchâtres en dessous ; les petites feuilles opposées, sans queue, ovales, dentées en scie, souvent divisées, surtout la terminale ; fleurs d'un vert jaunâtre, formant de nombreux parasols ; fruit en forme d'œuf, anguleux, divisé en deux semences ovales, planes d'un côté, convexes et marquées de trois lignes de l'autre, entourées d'une bordure membraneuse.

L'angélique a une odeur forte, arômatique, et une saveur piquante, un peu amère. La première année, la récolte de l'angélique est peu considérable ; ce n'est qu'à la deuxième année que les tiges ont pris un développement convenable. Les années suivantes, sa récolte est encore plus abondante. On cueille, en les coupant rez-de-terre, les tiges au moment où les premières ombelles commencent à défleurir. Les racines se récoltent en septembre ; on les fend en morceaux pour les sécher, puis on les enferme dans des boîtes de bois. Les racines qui n'ont qu'un an de récolte sont les préférées.

Propriétés. L'angélique est tonique, excitante, stomachique, sudorifique, emménagogue. Elle convient dans la faiblesse générale, de l'estomac et des intestins, les fièvres continues et typhoïdes, la phthisie, la difficulté de respirer, l'irritation de poitrine, la toux, l'angine, les rhumes, les affections nerveuses, la mélancolie, les douleurs nerveuses de la tête, le gonflement du ventre, les flatuosités, le carreau, les scrofules, la suppression des règles, les pâles couleurs, les flueurs blanches, la perte de la voix, l'érysipèle, le scorbut, la goutte et les suites de chutes.

Préparations. *Infusion* : racines ou jeunes tiges fraîches, de 10 à 30 gr. par litre d'eau bouillante ; *dose* : 2 ou 3 tasses par jour ; *infusion* : semences, 8 à 15 gr. par litre d'eau bouillante ; *dose* : 2 ou 3 tasses par jour ; *sirop* : eau, un quart de litre, sucre, 150 gr., racines, 25 gr. ; *dose* : 3 cuillerées par jour ; *poudre* de la racine : 5 à 10 gr, dans une tasse de vin blanc, à prendre en deux fois dans la journée ; *vin* : racines, 30 à 60 gr. par litre de bon vin blanc ou rouge ; laisser macérer pendant quatre jours et filtrer ; *dose* : 1 tasse, matin et soir.

A l'extérieur : racines, 100 gr. en macération dans un litre de vinaigre, pendant deux ou trois jours, pour lotions et frictions.

ANTHYLLIDE. Anthyllide vulnéraire, triolet jaune; famille *légumineuses*. Petite plante herbacée qui se trouve dans les terrains argilo-calcaires, secs et sablonneux ; est cultivée dans les jardins. (Mai, septembre.)

Description. Racine pivotante, assez profonde ; tige couchée, velue, de 10 à 60 cent. de longueur ; feuilles ailées avec impaires plus grandes ; fleurs jaunes, disposées en tête ; fruit arrondi.

L'anthyllide se récolte en octobre ; on doit, pour conserver cette plante, la garantir de la sécheresse.

Propriétés. L'anthyllide est astringente et vulnéraire. Elle convient dans les affections nerveuses, la manie, les inflammations de l'estomac, les flatuosités, les contusions, les suites de chutes et les plaies.

Préparations. *Infusion :* feuilles et fleurs, 25 à 50 gr. par litre d'eau ; *dose :* 3 tasses par jour.

A l'extérieur : feuilles et fleurs en cataplasme ; *décoction* pour lotions : feuilles et fleurs, 100 gr. par litre d'eau.

ARMOISE. Armoise commune, herbe de la Saint-Jean, couronne de Saint-Jean, ceinture de Saint-Jean ; famille *synanthérées*. Cette plante, vivace, herbacée, croît dans les lieux incultes, le long des chemins, sur les bords des champs et autour des masures. (Juillet, septembre.)

Description. Racine à peu près de la grosseur du doigt, longue, dure, fibreuse, rampante ; tiges de 1 mètre, droites, fermes, cylindriques, rameuses supérieurement, d'un vert blanchâtre, quelquefois rougeâtre, légèrement velues ; feuilles d'un vert sombre en dessus, blanches et cotonneuses en dessous, se succédant régulièrement ; petites feuilles au haut de la tige en forme de lance, celles qui sont près de la fleur, étroites et pointues ; fleurs rougeâtres, formant une grappe terminale, longue et étroite.

L'odeur de l'armoise est aromatique ; la saveur des feuilles et des tiges est un peu amère, celle de la racine est douce ; on la récolte à l'époque de la floraison. Après l'avoir mondée, on en fait des guirlandes et on la met à sécher. Les racines sont sujettes à la moisissure. La plante récoltée dans les jardins, dans les terrains gras et humides, est beaucoup moins active que celle qui se trouve dans les lieux secs, arides, et sur les masures.

Propriétés. L'armoise est tonique, stimulante, antispasmodique, emménagogue. On l'emploie dans les affections nerveuses, les convulsions, l'épilepsie, les vomissements, l'inflammation de la matrice, la suppression des règles, les pâles couleurs et les flueurs blanches.

Préparations. *Infusion* : feuilles et sommités, 15 à 50 gr. par litre d'eau bouillante ; *dose* : 3 tasses par jour ; *suc* des feuilles et des sommités : 2 ou 3 cuillerées par jour ; *sirop* : suc, 100 gr., sucre, 60 gr., eau bouillante, 60 gr. : *dose* : la même ; *vin* : feuilles et sommités, 50 gr. en macération pendant quatre jours, dans un litre de vin blanc ; *dose* : 1 tasse, matin et soir.

A l'extérieur : feuilles et sommités, 100 gr. par litre d'eau en décoction pour fumigations, lavements, etc.

ARNICA. Arnique de montagne, bétoine de montagne, herbe-aux-prêcheurs, doronic d'Allemagne, plantain des Alpes, tabac des savoyards ; famille *synanthérées*. Cette plante, vivace, croît dans les lieux montagneux, froids et ombragés. (Juillet.)

Description. Tige cylindrique, velue, de la hauteur de 30 à 45 cent., simple ou donnant en haut deux rameaux à fleurs, indépendamment de la fleur terminale ; feuilles sans queues, ovales, entières, nervées, le plus souvent au nombre de quatre, formant une rosette couchée au bas de la tige, deux autres feuilles opposées au sommet de la tige, plus petites et en forme de lance ; fleurs d'un jaune doré, composées de fleurons et terminales, la principale accompagnée de deux autres plus petites.

Les fleurs d'arnica sont peu odorantes quand elles sont desséchées ; quand elles sont fraîches, surtout quand on les écrase, elles ont une odeur arômatique particulière, assez forte pour déterminer l'éternument. Leur saveur est chaude, âcre et amère. On récolte les fleurs au mois de juillet, et toute la plante en septembre.

Propriétés. L'arnica est tonique, apéritif, diurétique, sudorifique et emménagogue. On l'emploie dans la faiblesse générale, de l'estomac et des voies urinaires, les fièvres intermittentes et typhoïdes, le vertige, les douleurs nerveuses de la tête, la manie, l'épilepsie, les vues faibles, la paralysie, les rhumatismes, le choléra, la jaunisse, le mal de reins, les engorgements des articulations, la rétention d'urine, la fluxion de poitrine, les catarrhes chroniques, l'asthme humide, les rhumes, les pâles couleurs, l'inflammation de la matrice, la suppression des règles, les flueurs blanches, les hémorroïdes, la diarrhée, les varices, les fissures, les ulcérations anciennes, les tumeurs, les contusions, les commotions, les suites de chutes et les douleurs de dents.

Préparations. *Infusion :* 8 fleurs pour un quart de litre d'eau, dans les cas qui exigent une réaction énergique ; *dose :* 2 tasses par jour, 5 fleurs dans la même quantité d'eau dans les cas ordinaires ; *dose :* 1 tasse le matin, 1 ou 2 fleurs dans la même quantité d'eau pour les enfants ; *dose :* 1 demi-tasse le matin.

A l'extérieur : décoction, feuilles et fleurs, une petite poignée pour un demi-litre d'eau, pour lotions et frictions ; feuilles et fleurs en cataplasmes : fleurs en poudre comme sternutatoire.

ARRÊTE-BŒUF. Bugrane, bougrane, bougrande, bugrave, chaupoint, tenon ; famille *légumineuses.* Cette plante, vivace, croît dans les lieux incultes, les pâturages médiocres, les terrains sablonneux et sur les bords des chemins. (Juin, septembre.)

Description. Racine brune à l'extérieur, blanchâtre à l'intérieur, pouvant atteindre la grosseur du doigt, longue de 6 cent.

et plus, rampant sous le sol ; tiges de 30 à 60 cent., dures, couchées ou étalées, à rameaux épineux, velues et un peu gluantes ; feuilles inférieures portées sur des queues, composées de
petites feuilles ovales-obtuses, dentées, rayées par de petites
côtes, vertes, légèrement velues ; fleurs roses, quelquefois blanches, à queue courte, solitaires ou doubles, disposées en grappes
feuillées, terminales ; fruit : légume court, renflé, velu, contenant des graines.

L'odeur de la racine d'arrête-bœuf est désagréable, sa saveur
douceâtre et nauséabonde ; on en fait la récolte en tout temps
quand on veut user de la racine.

Propriétés. L'arrête-bœuf est apéritif, diurétique,
tonique, stimulant et détersif. On l'emploie dans la
débilité générale, les vertiges, l'épilepsie, l'hydropisie, la jaunisse, les affections du foie, l'engorgement
des intestins, les inflammations de l'estomac et des
intestins, les inflammations des reins, le catarrhe de
la vessie, la rétention d'urine, la gravelle, les engorgements de la matrice et des testicules, les fluxions
de poitrine, les ulcérations internes de la bouche et
des gencives.

Préparations. *Décoction :* racine, 30 à 60 gr. par
litre d'eau ; *dose :* 2 ou 3 tasses par jour ; *infusion :*
feuilles et fleurs, 30 à 50 gr. par litre d'eau ; *dose :*
3 tasses par jour ; *poudre* de la racine. 2 à 4 gr. dans
une tasse de vin blanc, le matin, comme diurétique.

A l'extérieur : infusion, feuilles et fleurs, 60 à
100 gr. par litre d'eau, pour gargarismes, injections
et lavements.

ASCLÉPIADE BLANCHE. Dompte-venin ; famille *asclépiadacées.* Cette plante est commune
dans les bois, les terrains incultes, les coteaux secs
et pierreux. (Mai, août.)

Description. Racine noueuse, longue de 5 cent. environ, rampante, grisâtre extérieurement, d'où partent un grand nombre de petites racines blanches, longues et menues ; tiges de 40 à 60 cent. de hauteur, droites, rondes, flexibles, simples ; feuilles vertes et lisses, velues sur leurs bords et sur leurs nervures ; fleurs blanches, petites, disposées en petits bouquets sur des queues naissant de la tige.

La racine récente exhale une odeur nauséabonbe, analogue à celle de la valériane sauvage ; cette odeur s'affaiblit et se dissipe même par la dessiccation. Sa saveur, d'abord douceâtre, ne tarde pas à devenir âcre et amère. Cette racine peut être récoltée depuis l'automne jusqu'au printemps. La dessiccation fait perdre à ces racines une grande partie de leurs qualités.

Propriétés. L'asclépiade blanche est dépurative, astringente, diurétique, emménagogue et résolutive. Elle s'emploie dans les affections scrofuleuses, dartreuses et vénériennes, les engorgements du foie, des mamelles, de la matrice, des testicules et des articulations, l'hydropisie, la jaunisse, les flueurs blanches et la suppression des menstrues, l'inflammation du canal urinaire, les écoulements muqueux, la paralysie, la goutte, les tumeurs, les abcès, les pustules et certaines ulcérations.

Préparations. *Décoction :* racine, 15 à 30 gr. par litre d'eau ; *dose :* 2 ou 3 tasses par jour.

A l'extérieur : décoction, racine, 20 à 50 gr. par litre d'eau ou de bon vin, pour lotions, frictions, injections et gargarismes ; feuilles en cataplasmes.

ASPÉRULE ODORANTE. Muguet des bois, petit muguet, hépatique étoilée ou des bois, reine des bois ; famille *rubiacées.* Cette plante vivace, croît dans les bois, les forêts, les haies, et est cultivée dans les jardins. (Avril, mai.)

Description. Racine grosse, dure, rouge-brunâtre, s'enfonçant profondément, jetant çà et là des filaments menus; tige haute de 15 à 25 cent., menue, dressée, simple, presque carrée, noueuse, munie de feuilles ovales, lisses, formant des assemblages à chaque nœud de la tige; fleurs blanches, petites, portées sur des queues et terminales.

L'aspérule est inodore quand elle est fraîche, d'une odeur fort agréable quand elle est sèche; elle communique aux boissons une saveur agréable; elle se récolte pendant tout l'été, et on doit la conserver dans des endroits sains.

Propriétés. L'aspérule est excitante, astringente, et surtout diurétique. Elle s'emploie dans l'hydropisie, les engorgements du foie et de la rate, la jaunisse, la difficulté de digérer, la rétention d'urine, les engorgements de la matrice et des testicules et la gravelle.

Préparations. *Infusion :* toute la plante, 45 gr. par litre d'eau; *dose :* 3 tasses par jour; *vin :* toute la plante, 40 à 60 gr. à macérer pendant quatre jours dans un litre de vin blanc; *dose :* 2 tasses par jour.

ASTRAGALE. Astragale sans tige; famille *légumineuses.* Cette plante, vivace, herbacée, croît dans les lieux arides et montagneux. (Juillet, août.)

Description. Racine épaisse, pivotante, brunâtre; tige nulle; feuilles en touffes, à longues queues cylindriques, portant une vingtaine de paires de petites feuilles ovales, en forme de lance, un peu velues; fleurs jaunes en épi, naissant de l'aisselle des principales feuilles.

L'astragale est d'une odeur forte et d'une saveur amère, un peu âcre; on la récolte au printemps et à l'automne; on doit garantir la racine de l'humidité et la conserver dans un lieu tempéré.

Propriétés. L'astragale est excitante, tonique, sudorique, diurétique et détersive. On l'emploie dans les affections éruptives, vénériennes et de la peau, le rhumatisme, les douleurs des os, les écoulements, la goutte, les pustules, les ulcérations internes et les ulcères anciens.

Préparations. *Décoction* : racine, 45 gr. par litre d'eau réduite à un quart ; *dose* : 2 tasses par jour ; *poudre* : 2 à 4 gr. dans une tasse de vin blanc, matin et soir.

A l'extérieur : décoction, racines, feuilles et fleurs, 50 à 100 gr. par litre d'eau, pour lotions, frictions, injections et gargarismes ; feuilles en cataplasme.

AUNÉE DYSSENTÉRIQUE. Inule dyssentérique, conysière, conyse moyenne, énule, tonique, conyse des prés, herbe de Saint-Roch, aunée des prés ; famille *synanthérées*. Cette plante croît abondamment dans les lieux humides, aux bords des fossés et des rivières. (Août, septembre.)

Description. Racine longue, garnie de fibres menues, brune en dehors, blanchâtre en dedans ; tige droite, cylindrique, haute de 25 à 30 cent., velue ; feuilles assez grandes, longues, d'un vert pâle en dessus, blanchâtres et cotonneuses en dessous ; fleurs jaunes, portées sur des queues, disposées en bouquets au sommet des rameaux.

L'aunée dyssentérique est d'une saveur âcre, un peu amère et d'une odeur arômatique. La racine doit être récoltée à la deuxième ou troisième année ; quand elle est très grosse, il faut la fendre avant de la faire sécher pour l'empêcher de pourrir. Les feuilles et les fleurs doivent se cueillir en septembre et octobre.

Propriétés. L'aunée dyssentérique est tonique et astringente. Elle s'emploie dans les fièvres inflammatoires et typhoïdes, l'nflammation de l'estomac, du foie, des intestins et des voies urinaires, les hémorrhagies, la diarrhée, l'incontinence d'urine, le relâchement de la matrice et des gencives.

Préparations. *Décoction* : racines, 25 à 40 gr. par litre d'eau ; *dose :* 2 ou 3 tasses par jour ; *infusion :* feuilles et fleurs, 20 à 40 gr. par litre d'eau ; *dose :* 3 tasses par jour.

A l'extérieur : décoction, racines ou feuilles et fleurs, 40 à 60 gr. par litre d'eau, pour lotions, injections, gargarismes et lavements.

AULNÉE ou AUNÉE. Aunée commune, énule-campagne, inule héléniaire, hélénine, lionne, œil-de-cheval ; famille *synanthérées*. Cette plante, vivace, croît naturellement dans les prairies grasses, ombragées, dans les bois ; on la cultive aussi dans les jardins. (Juillet, août.)

Description. Racine grosse, charnue, rameuse, fauve ou brune à l'extérieur, blanche intérieurement ; tige de 1 à 2 mètres, droite, ferme, velue, peu rameuse ; feuilles inférieures très amples, longues de 50 cent. et plus, ovales allongées, molles, crénelées, vertes et ridées, cotonneuses, blanchâtres en dessous ; feuilles supérieures moins grandes, ovales pointues, sans queue, les unes et les autres se succédant régulièrement ; fleurs jaunes, solitaires, composées de fleurons, terminales sur chaque division de la tige.

La racine d'aunée ou d'aulnée exhale une odeur forte, pénétrante ; sa saveur est un peu amère et piquante ; elle ne se récolte qu'à la deuxième année. La couleur et l'odeur de cette racine se modifient par la dessiccation ; elle devient grisâtre et prend l'arôme de la violette ou de l'iris ; mais ses changements n'altèrent en rien ses propriétés.

Propriétés. La racine d'aulnée est tonique, excitante, expectorante, emménagogue, diurétique, vermifuge. On l'emploie dans la faiblesse des organes digestifs, l'hydropisie ; les catarrhes pulmonaires, l'asthme humide, la toux, la diarrhée, les flueurs blanches, la suppression des règles, l'inflammation de la matrice et de la vessie, les pertes séminales et l'écoulement excessif des règles, les engorgements glanduleux, des gencives, des mamelles et des testicules, les scrofules, le carreau, les vertiges, les maladies vénériennes, les dartres, la gale, les tumeurs, les ulcères et pour faire passer le lait des nourrices.

Préparations. *Décoction :* racine, 15 à 30 gr. par litre d'eau ; *dose :* 1 tasse, matin et soir ; *infusion :* racine, 15 à 30 gr. par litre d'eau ; *dose :* 3 tasses par jour ; *sirop :* poudre de la racine, 15 gr. dans un demi-litre d'eau, dix minutes d'ébullition, filtrez et ajoutez 150 gr. de sucre ; *dose :* 2 ou 3 cuillerées par jour ; *vin :* racine fraîche, 25 gr. à macérer pendant quatre jours dans un demi-litre de vin blanc ; *dose :* 1 ou 2 tasses par jour.

A l'extérieur : décoction, racine, 25 à 50 gr. par litre d'eau pour lotions, frictions, injections, gargarismes et lavements.

BALSAMITE. Balsamite odorante, grand baume, baume coq, coq des jardins, menthe coq, menthe Notre-Dame, grande tanaisie ; famille *synanthérées.* Cette plante croît spontanément dans les lieux incultes ; on la cultive dans les jardins. (Juillet, septembre.)

Description. Tige dressée, très rameuse, blanchâtre, de 60 à 95 cent. de hauteur ; feuilles ovales, dentées, d'un vert pâle et pulvérulentes, les inférieures portées sur une longue queue, les supérieures sans queues ; fleurs jaunes formant une sorte de bouquet terminal ; semences couronnées d'une petite membrane à peine sensible.

La balsamite exhale, surtout quand on la presse entre les doigts, une odeur pénétrante, suave ; sa saveur est chaude, arômatique et un peu amère. Les fleurs se récoltent au mois d'août, et la plante en septembre et octobre. La dessiccation ne lui fait rien perdre de ses qualités.

Propriétés. La balsamite est tonique, excitante, antispasmodique, fébrifuge, vermifuge et détersive. Elle s'emploie dans les fièvres intermittentes et typhoïdes, les affections nerveuses et vermineuses, la mélancolie, la migraine, les flatuosités, les contusions, les plaies et les suites de chutes.

Préparations. *Infusion :* feuilles et fleurs, 10 à 20 gr. pour un litre d'eau ; *dose :* 2 ou 3 tasses par jour ; *vin :* feuilles et fleurs, 10 à 25 gr. en macérations pendant quatre jours dans un demi-litre de bon vin blanc ; *dose :* 1 ou 2 tasses par jour comme fébrifuge ; *décoction :* feuilles et graines, 10 à 20 gr. pour un demi-litre d'eau ; *dose :* 1 tasse, le matin, comme vermifuge.

A l'extérieur : feuilles et fleurs, 25 gr. à macérer pendant trois jours dans une demi-livre de bonne huile d'olive, pour frictions et pansement des plaies.

BARDANE. Bardane officinale, napolier, herbe-aux-teigneux, glouteron, dogue ; famille *synanthérées*. Cette plante croît le long des chemins, sur les terrains incultes, au voisinage des masures. (Juin, juillet, août.)

Description. Racine grosse, longue, en forme de fuseau, noirâtre en dehors, blanche en dedans, garnie de filaments çà et là, surtout vers le bas ; tige dure, herbacée, cannelée, rameuse, de 60 à 90 cent. de hauteur ; feuilles inférieures très amples, en forme de cœur, portées sur des queues, crénelées, vertes en dessus, légèrement cotonneuses en dessous ; fleurs purpurines, solitaires et formant une grappe irrégulière, feuillée ; plusieurs semences brunes, oblongues, anguleuses, couronnées d'une aigrette simple et courte.

La racine est sans odeur et d'une saveur douceâtre et un peu amère. On récolte la racine de bardane de la première année, en octobre ; celle de la seconde année, au commencement du printemps. On peut la récolter en tout temps, quand on veut l'employer fraîche.

Propriétés. La bardane est dépurative, sudorifique et diurétique. On l'emploie dans les maladies vénériennes, les hydropisies, les engorgements du foie et de la rate, l'érysipèle, le rhumatisme, les affections inflammatoires, la variole et la rougeole, les affections de la peau, la teigne, la gale, les dartres, les tumeurs et les pustules.

Préparations. *Décoction :* racines, 15 à 45 gr. par litre d'eau ; *dose :* 2 tasses par jour ; *infusion :* feuilles, 25 à 50 gr. par litre d'eau ; *dose :* 2 ou 3 tasses par jour ; *sirop :* racine en poudre, 25 gr., eau, un quart de litre, dix minutes d'ébullition, filtrez et ajoutez 100 gr. de sucre ; *dose :* 2 ou 3 cuillerées par jour ; *vin :* semences, 5 à 10 gr. infusées dans un demi-litre de bon vin blanc ; *dose :* 1 ou 2 tasses par jour.

A l'extérieur : décoction : racines et feuilles, 40 à 60 gr. par litre d'eau pour lotions, injections et lavements ; feuilles en cataplasme ; suc des feuilles mêlées avec de l'axonge ou du beurre pour frictions.

BELLE-DE-NUIT. Jalap à fleurs pourpres, faux jalap, jalap d'Europe, merveille du Pérou, nyctage du Pérou, nyctage des jardins ; famille *nyctaginées.* Cette plante, vivace, est cultivée dans les jardins. (Juin, octobre.)

Description. Racine grosse, allongée, d'un brun noirâtre en dehors, blanche à l'intérieur ; tige de 60 cent. environ, herbacée, formant un angle, rameuse ; feuilles d'un beau vert, grandes, en forme de cœur, opposées, les inférieures avec queue, les supérieures et les florales sans queue ; fleurs rouges, jaunes, blanches ou marbrées, en bouquets terminaux.

La racine de belle-de-nuit est d'une odeur nauséabonde, d'une saveur âcre ; elle se récolte en automne.

Propriétés La racine de belle-de-nuit est purgative et vermifuge. Elle s'emploie dans les engorgements du foie, de la rate et des intestins, l'hydropisie, le rhumatisme, la constipation, les affections de la peau et vermineuses.

Préparations. *Décoction :* racine concassée, 5 à 10 gr. dans un quart de litre de bouillon de veau ou de poulet ; *dose :* 1 ou 2 tasses le matin ; *poudre :* racine, 2 à 4 gr. dans un verre d'eau ou de tisane de chicorée.

BENOITE. Benoîte officinale, herbe de Saint-Benoît, cariophyllée, herbe bénite, gariot, galiote, récise, racine de giroflée, sanicle de montagne ; famille *rosacées.* Cette plante, vivace, croît dans les bois et les lieux ombragés, le long des haies et des chemins, dans les terrains frais. (Juin, juillet, août.)

Description. Racine horizontale, brune en dehors, blanche ou rougeâtre en dedans, formant une sorte de moignon en forme de cône, gros et long comme le pouce, recouvert d'écailles brunes, minces, sèches et produisant une grande quantité de filaments fauves ; tiges droites, rougeâtres, minces, légèrement velues, rameuses, de la hauteur de 40 à 60 cent. ; feuilles d'un vert foncé, velues, se succédant régulièrement, les inférieures portées sur des queues, ailées, dont les petites feuilles, au nombre de cinq à onze, sont inégales, ovales et dentées; les supérieures sur des queues très courtes, à trois petites feuilles inégales; fleurs jaunes, petites, terminées à l'extrémité d'une queue.

La racine de benoîte a une odeur approchant celle du gérofle, lorsqu'elle est fraîche, et une saveur astringente, arômatique, un peu amère; on la recueille en automne pour la conserver; mais il vaut mieux l'employer fraîche, et alors on peut la récolter en juin, juillet et août.

Propriétés. La racine de benoîte est excitante, tonique et astringente. Elle convient dans la faiblesse générale, les fièvres intermittentes, les hémorrhagies, les douleurs nerveuses de la tête, les rhumes, la diarrhée, les pertes séminales, les écoulements muqueux, les flueurs blanches, le relâchement de la matrice, l'incontinence d'urine, les ulcères internes et externes.

Préparations. *Décoction :* racine sèche, 30 à 60 gr., racine fraîche, 60 à 100 gr. par litre d'eau; *dose :* 2 ou 3 tasses par jour; *vin :* racine, 40 à 50 gr. par demi-litre de bon vin blanc, 4 jours de macération; *dose :* 2 tasses par jour; *poudre :* 1 ou 2 gr. dans un verre d'eau ou de vin, comme tonique, 10 à 20 gr. comme fébrifuge.

BÉTOINE. Bétoine vulgaire, bétoine pourpre; famille *labiées.* Cette plante, vivace, se trouve dans les bois, les lieux ombragés, les taillis, les prairies. (Juin, septembre.)

Description. Racine de la grosseur du petit doigt, coudée, fibreuse, chevelue, brunâtre; tige de 30 à 60 cent., simple, droite, carrée, un peu velue; feuilles opposées, oblongues, en forme de cœur à la base, à dentelures mousses, ridées, velues ; fleurs purpurines, formant des assemblages autour de la tige très rapprochés.

Les racines ont une saveur un peu amère et nauséabonde ; les feuilles, outre cette même saveur, ont un goût âpre et comme salé ; les fleurs sont peu odorantes. On peut récolter la bétoine en tout temps ; cependant, elle a plus d'énergie au moment où les fleurs commencent à s'entr'ouvrir.

Propriétés. La bétoine est tonique, excitante et fébrifuge. On l'emploie dans la faiblesse de l'estomac, les fièvres intermittentes, les engorgements du foie et des intestins, les catarrhes, la paralysie et la migraine.

Préparations. *Infusion :* feuilles et fleurs, 15 à 30 gr. par litre d'eau ; *dose :* 2 tasses par jour ; *décoction :* racine, 10 à 20 gr. par litre d'eau ; *dose :* 2 tasses par jour ; *sirop :* suc des feuilles et des fleurs, 25 gr., eau, un quart de litre, sucre, 200 gr. ; *dose :* 2 ou 3 cuillerées par jour ; *poudre :* 2 à 5 gr. dans une tasse de vin blanc, comme fébrifuge, le matin.

BISTORTE. Renouée bistorte ; famille *polygonacées.* Cette plante, vivace, est commune dans les pâturages et les prés. On la cultive quelquefois dans les jardins. (Mai.)

Description. Racine de la grosseur du doigt, dure, fibreuse, marquée d'intersections annulaires qui jettent çà et là des ramuscules déliés et nombreux, contournée deux ou trois fois sur elle-même et torse, brunâtre en dehors, rougeâtre en dedans ; tige de 35 à 50 cent., herbacée, droite, cylindrique, noueuse, cannelée, lisse ; feuilles se succédant régulièrement, ovales, en forme de lance, les supérieures plus petites, sans queue, les inférieures portées sur une longue queue formant une gaîne à sa partie inférieure ; fleurs roses, petites, disposées en épi terminal serré, de la longueur de 5 cent. environ, garni d'écailles luisantes, raides, pointues, situées entre les fleurs, qui sont très nombreuses.

La racine de bistorte est d'une saveur acerbe, styptique; elle se récolte en décembre.

Propriétés. La racine de bistorte est astringente et tonique. On l'emploie dans les fièvres intermittentes, la faiblesse d'estomac, la diarrhée, l'incontinence d'urine, les pertes séminales, les flux muqueux, les flueurs blanches, l'inflammation et le relâchement de matrice, les hémorrhagies, l'engorgement des amygdales, le relâchement des gencives, les fissures et les ulcérations de la bouche.

Préparations. *Décoction* : racine, 30 à 60 gr. par litre d'eau; *dose :* 1 ou 2 tasses par jour; *suc :* 30 à 50 gr., pris seul ou mêlé dans une tasse de vin blanc; *vin :* racine concassée, 15 à 30 gr., infusée pendant quatre jours dans un demi-litre de bon vin blanc ou rouge; *dose :* 1 ou 2 demi-tasses par jour.

A l'extérieur : décoction, racine, 40 à 60 gr. par litre d'eau, pour lotions, injections et lavements; *vin :* racine, 10 à 20 gr. concassée, en infusion dans un quart de litre de bon vin rouge, pour lotions, injections et gargarismes.

BOTRYS. Ansérine, botride, herbe à printemps, piment; famille *chenopodiacées.* Cette plante, annuelle, croît dans les lieux sablonneux, les terres incultes; on la cultive dans les jardins. (Juin, septembre.)

Description. Tige droite, de 50 cent., ferme, rameuse, légèrement rayée, gluante, velue; feuilles se succédant régulièrement, oblongues, portées sur une queue, velues, gluantes, à bords irréguliers; fleurs verdâtres, très petites, disposées en grappes très nombreuses et formant un épi terminal.

Le botrys a une odeur forte, balsamique et une saveur chaude, piquante et un peu amère.

Cette plante se récolte pendant tout l'été ; on la fait sécher avec ses fleurs ; elle est alors plus odorante et ne perd aucune de ses qualités.

Propriétés. Le botrys est expectorant, excitant et antispasmodique. On l'emploie dans les affections nerveuses, la phthisie, le catarrhe de poitrine, les rhumes, la toux nerveuse, l'asthme humide, la migraine, la faiblesse de l'estomac, les flueurs blanches et la suppression des règles.

Préparations. *Infusion :* feuilles et fleurs, 20 à 40 gr. par litre d'eau ; *dose :* 2 ou 3 tasses par jour ; *sirop :* suc des feuilles et des fleurs, 50 gr., eau, un quart de litre, sucre, 200 gr.; *dose :* 2 ou 3 cuillerées par jour ; *vin :* feuilles et fleurs, 25 à 40 gr. par demi-litre de bon vin blanc, dix minutes d'ébullibution ; *dose :* 1 ou 2 tasses par jour.

BOUILLON-BLANC. Molène, bonhomme, herbe de Saint-Fiacre, cierge de Notre-Dame, bouillon mâle, bouillon ailé ; famille *scrofulariacées.* Cette plante, bisannuelle, croît abondamment dans les endroits pierreux, sur le bord des chemins, dans les décombres et les ruines. (Juillet, août.)

Description. Tige de 80 cent. à 2 mètres, droite, cylindrique, couverte d'un duvet grisâtre, épais ; feuilles très grandes, ovales-oblongues, se succédant régulièrement, épaisses, portées sur une queue courte, les supérieures peu ouvertes, sans queue, les inférieures étalées à terre ; fleurs jaunes disposées en un grand épi terminal très épais.

Les fleurs de bouillon-blanc doivent être cueillies aussitôt qu'elles sont épanouies et séchées le plus promptement possible, afin de les empêcher de brunir.

Propriétés. Les feuilles et les fleurs de bouillon-blanc sont émollientes, expectorantes et antispasmodiques. Elles conviennent dans les inflammations de la gorge, de poitrine, d'estomac, des intestins et de la matrice, la phthisie et le catarrhe pulmonaire, les rhumes, la toux sèche. le crachement de de sang, la fièvre typhoïde, la diarrhée, la rétention d'urine et les inflammations internes.

Préparations. *Infusion* : 10 à 30 gr. par litre d'eau ; *dose* : 3 tasses par jour.

A l'extérieur : décoction, fleurs, 30 à 60 gr. par litre d'eau pour lotions, injections et lavements, feuilles en cataplasmes.

BOULEAU. Bouleau blanc, bouleau commun, arbre de la sagesse, biole, bouillard, bois néphrétique d'Europe ; famille *amentacées*. Cet arbre, commun dans nos bois, croît dans tous les terrains, dans les marais, sur les montagnes, sur les coteaux arides, sablonneux et jusque dans les fentes des rochers.

Description. Les feuilles du bouleau ont une odeur agréable et une saveur un peu amère. La sève est légèrement acide et plaît au goût. L'écorce et les feuilles se récoltent à la fin du printemps ; la sève se tire avant le développement des feuilles, vers le commencement de mars ; on choisit un bouleau de moyenne taille, on y fait avec une vrille un trou horizontal à trois ou quatre pieds du sol, on place dans ce trou un petit tuyau dépassant l'écorce de trois ou quatre travers de doigt, pour servir de conducteur à la sève qui va s'écouler au dessous, dans un vase disposé pour la recevoir, et qu'on a le soin de recouvrir d'un linge propre et clair, afin que la filtration de la sève se fasse convenablement. On ne doit faire cette opération que deux ou trois fois sur le même arbre, en ayant soin de boucher les trous.

Propriétés. Le bouleau est dépuratif, sudorifique et diurétique ; il convient dans les maladies véné-riennes, les affections de la peau, les dartres, la gale, la goutte, les hydropisies, le rhumatisme, l'inflammation de la vessie, la rétention d'urine, la gravelle, les ulcérations internes et externes, les ulcères vénériens et certaines affections vermi-neuses.

Préparations. *Décoction :* écorce, 30 à 60 gr. par litre d'eau ; *dose :* 2 tasses par jour ; *poudre* de l'écorce : 15 à 45 gr. dans un quart de litre de vin blanc ou rouge ; *dose :* 2 ou 3 demi-tasses par jour ; *sève :* 2 ou 3 tasses par jour, 2 demi-tasses pour les enfants.

A l'extérieur : décoction, écorce ou feuilles, 60 à 100 gr. par litre d'eau, pour lotions, frictions et injections. Couche de feuilles en matelas comme sudorifique.

BOURRACHE. Bourrache officinale, à fleurs bleues, buglose à larges feuilles ; famille *borraginées.* Cette plante, annuelle, croît dans les lieux cultivés et surtout dans les jardins. (Mai, juin, juillet.)

Description. Tige de la hauteur de 30 à 70 cent., herbacée, droite, cylindrique, creuse, rameuse, supérieurement couverte de poils rudes et courts ; feuilles inférieures couchées sur la terre, grandes, portées sur des queues, ovales ; fleurs de couleur purpurine d'abord, puis passant au bleu foncé, portées sur de longues queues, penchées, disposées en grappe terminale.

La bourrache a une odeur légèrement vineuse et une saveur herbacée et mucilagineuse. Les fleurs se récoltent vers le milieu de l'été ; la plante entière se cueille pendant toute la belle saison.

Propriétés. La bourrache est tonique, stomachique, sudorifique et diurétique. On l'emploie dans les fièvres inflammatoires, continues et thyphoïdes, la rougeole, la variole, l'érysipèle, l'inflammation et le mal de reins, la rétention d'urine, le catarrhe pulmonaire, l'irritation de poitrine, les rhumes et la fluxion de poitrine, le rhumatisme, la mélancolie, certaines affections de la peau, les tumeurs inflammatoires et les vomissements.

Préparations. *Infusion :* fleurs, 20 à 60 gr. par litre d'eau ; *dose :* 3 tasses par jour ; *décoction :* feuilles et jeunes tiges, 30 à 60 gr. par litre d'eau ; *dose :* 3 tasses par jour ; *suc :* une ou demi-tasse, le matin.

A l'extérieur : décoction de toute la plante, 50 à 100 gr. par litre d'eau, pour lotions, fumigations et lavements.

BOURSE-A-PASTEUR. Bourse-à-berger, boursette, tabouret, molette, capselle, moutarde sauvage, moutarde de Mithridate ; famille *crucifères.* Cette plante, annuelle, croît sur le bord des chemins, dans les champs, les décombres et le long des haies. (Juin, juillet, août.)

Description. Tiges solitaires ou nombreuses, de 15 à 60 cent., dressées, cylindriques, velues en bas, simples ou rameuses ; feuilles d'un vert bleuâtre, velues et garnies sur leurs bords de poils rangés comme des cils, les inférieures disposées en rosette, à divisions triangulaires, les supérieures entières, en forme de fer de flèche ; fleurs petites, blanches, régulières, s'allongeant à mesure que la floraison avance, disposées en bouquet terminal.

La bourse-à-pasteur n'a pas d'odeur ; sa saveur est âpre et

astringente. Elle se récolte avant la floraison, et doit être employée fraîche. La dessiccation lui fait perdre ses propriétés.

Propriétés. La bourse-à-pasteur est un astringent souverain. Elle s'emploie dans la diarrhée, les hémorrhagies, le crachement de sang, le pissement de sang, l'incontinence d'urine, les pertes séminales, l'écoulement excessif des règles et les plaies.

Préparations. *Décoction :* tiges et feuilles, 30 à 50 gr. par litre d'eau ; *dose :* 2 ou 3 tasses par jour ; *suc* des tiges et des feuilles : une ou demi-tasse par jour, on peut ajouter 25 à 40 gr. de sucre par tasse de suc ; *vin :* tiges et feuilles, 150 à 200 gr. dans un litre de bon et vieux vin rouge, en macération pendant huit jours, filtrez avec expression ; *dose :* 3 cuillerées matin et soir, chaque cuillerée à une heure d'intervalle.

A l'extérieur : décoction, toute la plante, 60 à 100 gr. par litre d'eau, pour lotions, injections et lavements ; tiges et feuilles pilées en cataplasme.

BRUYÈRE. Bruyère commune ; famille des *ericacées*. Cet arbrisseau croît abondamment dans les landes, dans les bois sablonneux, dans les terrains incultes et arides. (Juillet, août, septembre.)

Description. Tiges tortueuses, rameuses, recouvertes d'une écorce dure et rougeâtre, formant des touffes étalées, diffuses ; feuilles très petites, sans queue, d'un vert tendre, rapprochées, en fer de flèche à leur base ; fleurs petites, presque sans queue, d'un rouge vif, quelquefois blanches, en grappes simples et terminales.

La bruyère, d'une saveur astringente, un peu amère, doit se cueillir à l'état frais ; la dessiccation lui enlève une grande partie de ses propriétés.

Propriétés. La bruyère est sudorifique et diurétique. Elle s'emploie dans l'hydropisie, l'érysipèle, la paralysie, le rhumatisme, la goutte, le catarrhe de la vessie, la rétention d'urine et la gravelle.

Préparations. *Décoction :* feuilles et fleurs, 30 à 50 gr. par litre d'eau; *dose :* 2 ou 3 tasses par jour.

A l'extérieur : les bains de feuilles et de fleurs de bruyère relèvent le ton du système musculaire; on les emploie dans les rhumatismes, les paralysies et la goutte.

BRYONE. Brione officinale, couleuvrée, navet galant, vigne blanche, racine vierge, colubrine, feu ardent, ipécacuanha indigène; famille des *cucurbitacées.* Cette plante, vivace, croît principalement dans les haies. (Juin, juillet.)

Description. Racine pivotante, grosse, charnue, couverte d'une écorce jaunâtre, sillonnée transversalement; tiges grêles, grimpantes, de la longueur de 2 à 4 mètres, herbacées, munies de vrilles très longues; feuilles se succédant régulièrement, portées sur des queues, étalées, à divisions anguleuses, sinueuses, rudes et hérissées de poils courts; fleurs d'un blanc verdâtre, assez petites, en grappes, sur une queue plus ou moins longue; fruit : baie globuleuse, de la grosseur d'un pois, d'abord verte, devenant d'un rouge vif à l'époque de la maturité, contenant plusieurs graines.

La saveur de la racine de la bryone est amère et nauséabonde; comme elle est vivace, elle peut être employée fraîche toute l'année, on peut la conserver dans du sable. Pour la faire sécher, on l'arrache en automne ou dans l'hiver.

Propriétés. La racine de bryone est purgative, incisive, diurétique, vermifuge et résolutive. Elle convient dans les maladies vénériennes, les affections vermineuses, les fièvres intermittentes et typhoïdes, la rougeole, la variole, l'apoplexie, la paralysie, le rhumatisme récent ou chronique, les vertiges, l'épilepsie, la manie, l'hydropisie, les engorgements du foie, les catarrhes chroniques, la fluxion de poitrine, les inflammations de l'estomac, la jaunisse, la constipation, le gonflement du ventre, le croup, la coqueluche, les douleurs de dents, certaines affections de la peau, les tumeurs et pour faire passer le lait des nourrices.

Préparations. *Décoction* : racine, 15 à 30 gr. par litre d'eau ; *dose :* 1 ou 2 tasses par jour, 1 ou 2 demi-tasses par jour pour les enfants ; *sirop :* suc exprimé, 50 gr., sucre, 125 gr., eau, 60 gr. ; *dose :* 2 ou 3 cuillerées par jour ; *vin :* racine, 15 gr. par quart de litre de bon vin blanc, quatre jours de macération ; *dose :* 1 ou 2 tasses par jour ; *suc* des jeunes pousses : 5 à 12 gr. dans une tasse de bouillon ou de tisane.

A l'extérieur : décoction, racine, 25 à 60 gr. par litre d'eau pour lotions, frictions et lavements ; *huile :* racine dépouillée de son écorce, coupée menue, 20 à 50 gr. en ébulition pendant cinq minutes dans un quart de livre de bonne huile d'olive, pour frictions souveraines dans les affections rhumatismales et articulaires.

BUSSEROLE. Arbousier traînant, bousserole, raisin d'ours, petit buis ; famille *erycacées.* Cet arbuste se trouve dans les lieux montagneux, ombragés, pierreux et stériles ; on le cultive dans les jardins. (Avril, mai.)

Description. Tiges faibles, rampantes, rameuses, longues de 50 à 60 cent. ; jeunes pousses rougeâtres et légèrement velues ; feuilles se succédant régulièrement, épaisses, rapprochées, entières, luisantes, d'un vert foncé en dessus, plus clair en dessous, ovales-oblongues, un peu élargies vers le sommet, ressemblant à celles du buis ; fleurs blanches, légèrement rosées en dessus ; fruit : baie rouge, devenant noire en mûrissant.

Les feuilles de la busserole n'ont pas d'odeur et ont une saveur amère et un peu âpre ; on peut les cueillir en toute saison, étant toujours vertes ; on doit choisir les plus jeunes ; on les falsifie souvent avec celles de l'airelle ponctuée, quelquefois avec celles du buis.

Propriétés. La busserole est tonique, astringente et diurétique. On l'emploie dans les affections de poitrine, la phthisie, le catarrhe, les rhumes et la toux, les affections du foie, les hémorrhagies, la diarrhée, les flueurs blanches, l'inflammation des reins, le catarrhe de la vessie, l'incontinence d'urine, la gravelle, les pertes séminales, les écoulements muqueux, les écoulements excessifs des règles et le relâchement de la matrice, les vomissements, l'accouchement difficile, les ulcérations internes et externes.

Préparations. *Infusion* ou *décoction* : feuilles, 15 à 30 gr. par litre d'eau ; *dose* : 2 ou 3 tasses par jour ; *poudre* de l'écorce : 2 à 8 gr. dans une tasse de vin blanc.

A l'extérieur : décoction, feuilles, 30 à 60 gr., ou écorce, 20 à 40 gr. par litre d'eau, pour lotions, injections, gargarismes et lavements.

CALAMENT. Famille *labiées*. Cette plante, vivace, se trouve sur les coteaux arides, dans les pâturages secs et montueux, les buissons. (Juillet, septembre.)

Description. Tiges de 50 à 60 cent., dressées et velues ; feuilles opposées, ovales, assez grandes, portées sur des queues.

velues, dentées, d'un vert foncé surtout en dessous ; fleurs violettes ou purpurines, portées sur des queues, formant une sorte d'assemblage muni de petites feuilles.

Le calament a une odeur arômatique et une saveur agréable ; la récolte se fait en septembre et octobre ; on doit préserver cette plante de l'humidité.

Propriétés. Le calament est tonique, excitant, antispasmodique ; il s'emploie dans les affections nerveuses, la migraine, la phthisie et le catarrhe pulmonaire, l'asthme, la difficulté de respirer, l'irritation de poitrine et la toux nerveuse.

Préparations. *Infusion :* feuilles et fleurs, 15 à 30 gr. par litre d'eau ; *dose :* 3 tasses par jour ; *sirop :* feuilles et fleurs, 15 à 30 gr., eau, un quart de litre, sucre, 150 à 200 gr. ; *dose :* 2 ou 3 demi-tasses par jour.

CAMOMILLE ROMAINE. Camomille noble, odorante ; famille *synanthérées.* Cette plante, vivace, croît dans les lieux secs, sablonneux, le long des grandes routes ; on la cultive dans les jardins. (Juillet, septembre.)

Description. Tiges de 30 à 35 cent., étalées ; presque couchées, rarement dressées, nombreuses, faibles, anguleuses, un peu rameuses, menues, jetant des racines qui forment de nouvelles plantes ; feuilles alternes, sans queue, composées de beaucoup de découpures étroites et minces, courtes, aiguës, vertes ; fleurs blanches, solitaires, portées sur de longues queues.

Les fleurs de camomille sont d'une odeur arômatique assez agréable, d'une saveur très amère, chaude et balsamique. On cueille les fleurs les plus petites et les moins blanches, lorsqu'elles sont aux trois quarts ouvertes, en juin et juillet. La camomille à fleurs simples, récoltée dans les lieux arides, est préférable, sous le rapport des propriétés médicinales, à celle que l'on obtient par la culture et dont les fleurs doublent. Pour conserver les fleurs de camomille, il convient de les comprimer dans des petites boîtes *ad hoc*, garnies intérieurement de papier bien collé, et de les placer dans un lieux sec, frais et aéré.

Propriétés. Les fleurs de la camomille romaine sont toniques, stimulantes, fébrifuges, vermifuges, emménagogues et antispasmodiques. Elles conviennent dans la faiblesse générale, de l'estomac et des intestins, les fièvres continues, intermittentes et typhoïdes, les affections nerveuses, les névralgies et les douleurs nerveuses de l'estomac, la colique, les flatuosités, les vomissements, la diarrhée ; les pâles couleurs, la suppression des règles, la fluxion de poitrine, les scrofules ; le carreau, le rhumatisme, la goutte, les affections vermineuses et les plaies.

Préparations. *Infusion :* fleurs, 10 à 15 gr. par litre d'eau ; *dose :* 2 ou 3 tasses par jour ; *sirop :* fleurs fraîches, 15 gr., eau, un quart de litre, sucre, 100 à 150 gr.; *dose :* 2 ou 3 cuillerées par jour ; *poudre* des fleurs : 1 gr. comme tonique, stomachique et carminatif, 4 à 8 gr. dans un quart de litre de vin blanc, comme fébrifuge ; *dose :* 1 ou 2 tasses par jour; *huile :* 4 gr. de fleurs pour 50 gr. de bonne huile d'olive chauffée pendant quelques heures au bain-marie ; *dose :* 2 ou 3 cuillerées par jour comme vermifuge.

A l'extérieur : Infusion : fleurs, 30 à 60 gr. par litre d'eau, pour lotions, injections, lavements et cataplasmes; *huile :* fleurs, 30 à 50 gr. dans un quart de livre d'huile d'olive, au bain-marie pendant quelques heures, pour frictions, lotions et lavements.

CARDAMINE. Cresson des prés, cresson élégant, cresson sauvage, passerage sauvage; famille *crucifères*. Cette plante, vivace, se trouve abondamment dans les prairies basses et humides, dans les marais, le long des fossés. (Avril, mai.)

Description. Tige droite, herbacée, simple, cylindrique, lisse, de 20 à 25 cent.; feuilles ailées, se succédant régulièrement, les inférieures composées de cinq à neuf petites feuilles arrondies, d'autant plus grandes qu'elles se rapprochent du sommet de la feuille, les supérieures composées de petites feuilles plus nombreuses, étroites, en forme de lance; fleurs d'un blanc rosé ou lilas, disposées en bouquet terminal.

La cardamine a une odeur très pénétrante; sa saveur est âcre, vive et un peu amère; on la récolte à l'état frais, la dessiccation diminuant les propriétés de cette plante.

Propriétés. La cardamine est tonique, carminative, antispasmodique et détersive. On l'emploie dans les affections nerveuses, l'épilepsie, la migraine, l'asthme nerveux, la difficulté de respirer, la toux, la goutte, le scorbut, les ulcérations de la bouche, des gencives, externes et internes.

Préparations. *Décoction :* sommités fleuries, 30 à 60 gr. par litre d'eau; *dose :* 2 ou 3 tasses par jour; *suc* des sommités fleuries: *dose*, 1 ou demi-tasse par jour dans une tasse de bouillon ou de tisane; *poudre :* 2 à 5 gr. de feuilles pulvérisées dans une tasse de vin blanc.

A l'extérieur : décoction, sommités fleuries, 20 à 40 gr. par litre d'eau, ou suc de toute la plante, délayé dans de l'eau pour gargarismes.

CAROTTE SAUVAGE. Pastenade; famille *ombellifères*. Cette plante se trouve dans les prés, le long des chemins et dans les vignes. (Août, septembre, octobre.)

Description. Racine de la grosseur du doigt, privotante; tiges cannelées, velues, remplies de moëlle, rameuses, de 50 à 60 cent.; feuilles très découpées, velues en dessous; fleurs en parasol, celle du milieu ordinairement rouge-pâle, toutes les autres blanches, tirant sur le violet; graines arrondies, cannelées, d'une odeur pénétrante.

La carotte sauvage s'emploie à l'état frais; la dessiccation lui enlève ses propriétés; on doit récolter la graine pour en faire usage à défaut de la racine.

Propriétés. La carotte sauvage est tonique, excitante, carminative, antispasmodique, diurétique et dépurative. Elle s'emploie dans la faiblesse générale, la phthisie et le catarrhe pulmonaire, l'asthme, l'irritation de poitrine et la toux, la faiblesse des intestins, l'engorgement du foie, la jaunisse, l'hydropisie, le carreau, les affections du cœur, les palpitations, l'inflammation et les douleurs nerveuses d'estomac, le vertige, les scrofules, les hémorrhoïdes, le catarrhe de la vessie, certaines affections de la peau, les tumeurs, le cancer du sein et les ulcérations internes.

Préparations *Décoction :* racines fraîches coupées menues, 40 à 100 gr. par litre d'eau; *dose :* 3 tasses par jour, *infusion :* fleurs, 30 à 50 gr. par litre d'eau; *dose :* 3 tasses par jour; *sirop :* fleurs, 30 à 50 gr., eau, un quart de litre, sucre, 150 gr.; *dose :* 3 cuillerées par jour, spécifique dans les affections du cœur; *décoction :* semences, 10 à 15 gr. par demi-litre d'eau; *dose :* 2 ou 3 tasses par jour.

CATAIRE. Herbe-aux-chats, châtaire; menthe de chat; famille *labiées*. Cette plante, vivace, se trouve sur le bord des chemins, le long des haies, dans les terrains pierreux. (Juillet, septembre.)

Description. Tige droite, quadrangulaire, rameuse, velue, d'un vert bleuâtre, de 60 à 80 cent.; feuilles opposées, portées sur des queues, en forme de cœur, dentées en scie, blanchâtres en dessous; fleurs blanches ou purpurines, ponctuées de rouge, portées sur des queues courtes, disposées en assemblages terminaux.

La cataire a une odeur arômatique, une saveur chaude et piquante; on peut la récolter pendant tout l'été.

Propriétés. La cataire est tonique; excitante et stomachique. Elle convient dans les affections nerveuses, les douleurs nerveuses de l'estomac, la mélancolie, les vertiges, la faiblesse de l'estomac, les digestions difficiles, les flatuosités, l'irritation des organes digestifs et de poitrine, la jaunisse, les pâles couleurs, la suppression des règles, l'inflammation de la matrice, les toux opiniâtres, la goutte et les douleurs de dents.

Préparations. *Infusion* : sommités fleuries, 30 à 50 gr. par litre d'eau; *dose :* 3 tasses par jour; *vin :* sommités fleuries, 30 à 60 gr. par litre de bon vin blanc ou rouge, cinq jours de macération; *dose :* 2 tasses par jour.

A l'extérieur : décoction, sommités fleuries, 50 à 100 gr. par litre d'eau, pour lotions, fumigations, injections, lavements, demi-bains et bains de pied; feuilles en masticatoire pour les douleurs de dents.

CENTAURÉE. Petite centaurée, herbe-au-centaure, centaurelle, chironée, fiel de terre, herbe à la fièvre; famille des *gentianacées.* Cette petite plante, annnelle, croît dans les bois, les prairies, les terres sablonneuses. (Juin, septembre.)

Description. Tige grêle, de 30 cent. environ ; feuilles opposées, en forme de lance, sans queue, ovales-aiguës, les inférieures disposées en rosette ; fleurs roses, disposées en bouquet au sommet des ramifications.

Les sommités fleuries de la petite centaurée sont d'une saveur très amère ; elles se cueillent en juillet et août. La dessiccation doit s'opérer rapidement ; il faut enfermer les sommités dans des cornets de papier, afin de conserver la couleur et les propriétés des fleurs.

Propriétés. La petite centaurée est tonique, stomachique, fébrifuge, vermifuge. On l'emploie dans la faiblesse de l'estomac et des intestins, dans les engorgements du foie et des intestins, les fièvres continues, intermittentes et typhoïdes, l'hydropisie, les scrofules, le scorbut, les affections vermineuses, la diarrhée, l'inflammation de la matrice, les flueurs blanches, la goutte, les ulcérations internes et externes.

Préparations. *Infusion :* sommités fleuries, 10 à 30 gr par litre d'eau ; *dose :* 2 ou 3 tasses par jour; *sirop :* sommités fleuries, 15 à 25 gr., eau, un quart de litre, sucre, 150 gr. ; *dose :* 2 ou 3 cuillerées par jour ; *poudre* des sommités fleuries, 2 à 5 gr. dans une tasse de bon vin blanc ou de tisane, matin et soir, comme fébrifuge.

A l'extérieur : décoction, sommités fleuries, 30 à 60 gr. par litre d'eau, pour lotions, injections, gargarismes et lavements.

CHARDON-BÉNIT. Centaurée bénite, sudorifique ; famille *synanthérées.* Cette plante croît dans les lieux incultes, le long des chemins, au milieu des ruines ; on la cultive dans les jardins. (Juin, juillet.)

Description. Tige herbacée, rameuse, cannelée, couverte d'une sorte de duvet, rougeâtre, de 30 à 40 cent. ; feuilles se succédant régulièrement, profondément dentées, avec une petite épine à chaque dentelure, velues, les supérieures plus petites et serrées, formant une sorte d'enveloppe extérieure entourant la base des fleurs ; fleurs grandes, terminales, renfermant 20 à 25 fleurons jaunes ; semences longues, cannelées, à aigrettes sans queue, lisses.

Le chardon-bénit est d'une amertume très prononcée, mais non persistante. La récolte se fait en juin, avant l'entier épanouissement des fleurs ; on rassemble les feuilles et les sommités fleuries, on en fait des paquets minces que l'on fait promptement sécher au soleil ou à l'étuve.

Propriétés. Le chardon-bénit est tonique, sudorifique, fébrifuge, vermifuge et diurétique. Il convient dans la faiblesse générale, de l'estomac et des voies digestives, l'engorgement du foie et des intestins, la jaunisse, l'hydropisie, l'érysipèle, les flatuosités, le mal de reins, la gravelle, les vertiges, la pleurésie, les fièvres continues, intermittentes, typhoïdes, inflammatoires, la rougeole et la variole, les ulcérations de la bouche, internes et externes.

Préparations. *Infusion* ou *décoction :* feuilles et fleurs, 20 à 60 gr. par litre d'eau ; *dose :* 2 ou 3 tasses par jour ; *suc* des feuilles, 1 ou 2 tasses par jour ; *vin :* feuilles et fleurs, 40 à 60 gr. par litre de bon vin blanc ou rouge, cinq jours de macération ; *dose :* 2 tasses par jour.

A l'extérieur : décoction, feuilles, 50 à 100 gr. par litre d'eau, pour lotions, injections et lavements ; poudre des semences en topique sur les ulcères chancreux.

CHÊNE. Chêne mâle, rouvre, quesne, roi des forêts ; famille *amentacées*.

Description. Cet arbre est assez connu pour n'avoir pas besoin de description. L'écorce du chêne, d'une odeur fade, a un goût acre et très astringent. Le tannin, ou acide tannique de chêne, est l'astringent le plus énergique que possède la matière médicale; il a une saveur fort astringente et nauséabonde. Il faut choisir l'écorce de chêne sur des branches de trois ou quatre ans, un peu avant la floraison, qui a lieu en avril-mai. Les feuilles se récoltent pendant l'été, et les glands pendant l'automne.

Propriétés. L'écorce de chêne est tonique, astringente, fébrifuge et détersive. Elle s'emploie dans les fièvres intermittentes, la phthisie, l'angine, la coqueluche, le carreau, les maladies vénériennes, les scrofules, les hémorrhagies, la diarrhée, les flueurs blanches, les flux muqueux, l'incontinence d'urine, les pertes séminales, l'écoulement excessif des règles, la chute du rectum, les écoulements et l'inflammation du canal urinaire, les engorgements articulaires, le crachement de sang, le relâchement des gencives, de la luette et de la matrice, les suites de chutes, les varices, les dartres, le cancer du sein, les entorses, les luxations, les plaies, les fissures, la teigne, les tumeurs, les ulcérations de la bouche, des gencives, internes et externes chroniques.

Préparations. *Infusion* : feuilles, 15 à 30 gr. par litre d'eau; *dose* : 2 tasses par jour; *décoction* : écorce, 10 à 20 gr. par litre d'eau; *dose* : 1 ou 2 tasses par jour; *décoction* : glands torréfiés, 40 à 80 gr. par litre d'eau; *dose* : 1 ou 2 tasses par jour; *dissolution* : tannins, 3 gr. dans une tasse de tisane; *dose* : trois cuillerées par jour, prises d'heure en heure.

A l'extérieur : décoction, écorce, 30 à 60 gr. par litre d'eau, pour lotions, injections, gargarismes et lavements ; *vin :* écorce, 20 à 40 gr. par litre de vin blanc ou rouge, pour lotions, injections et gargarismes ; *pommade astringente :* axonge, 20 gr., tannin, 3 à 5 gr. pour coupures, fissures, plaies et ulcères.

CHICORÉE SAUVAGE. Famille *synanthérées.*

Cette plante se trouve le long des chemins et dans les lieux incultes. On la cultive dans les jardins. (Août, septembre.)

Description. Racine longue, en forme de fuseau, remplie d'un suc laiteux ; tiges droites, un peu rameuses, lisses, cannelées ; feuilles un peu velues, se succédant régulièrement, sans queue, allongées, profondément découpées à la base de la plante, devenant plus petites à mesure qu'elles approchent du sommet des tiges, où elles sont en forme de cœur ; fleurs sans queue, d'un beau bleu, quelquefois blanches ou rougeâtres, très souvent réunies deux ensemble, le long des rameaux et des tiges.

La racine de chicorée est remplie d'un suc laiteux très amer. Elle se récolte en tout temps, pour l'employer à l'état frais, et en septembre pour la conserver. Les feuilles fraîches sont employées de préférence.

Propriétés. La chicorée sauvage est tonique, apéritive, laxative, fébrifuge. Elle convient dans la débilité générale, de l'estomac et des voies digestives, dans le déclin des fièvres intermittentes et typhoïdes, les douleurs nerveuses de la tête, les vertiges, les engorgements du foie et des intestins, la jaunisse, la constipation, les abcès, les furoncles et les panaris.

Préparations. *Infusion* ou *décoction :* feuilles, 10

à 20 gr. par litre d'eau ; *dose :* 1 ou 2 tasses par jour ; *décoction :* racine, 20 à 50 gr. par litre d'eau, *dose :* 1 ou 2 tasses par jour ; *sirop :* suc des feuilles, 20 gr., eau, un quart de litre, sucre, 100 à 150 gr.; *dose :* plusieurs cuillerées par jour.

A l'extérieur : décoction, feuilles, 20 à 50 gr. par litre d'eau, pour lotions et lavements ; feuilles en cataplasmes.

CHIENDENT. Froment rampant, laitue de chien, sainte neige ; famille *graminées.* Cette plante, vivace, est très répandue dans les champs et les jardins. (Août, septembre.)

Description. Racine : tige souterraine, consistant en des jets traçants très longs, cylindriques, grêles, noueux, devenant anguleux et presque carrés par la dessiccation, jaune pâle et luisante à l'extérieur, blanche à l'intérieur ; tiges grêles, droites, noueuses, hautes de 60 cent. et plus ; feuilles molles, planes, légèrement velues en dessus, terminées en pointe aiguë, d'un vert clair ; fleurs en épi droit, grêle, terminal, long de 8 à 10 cent.

Le chiendent est sans odeur ; sa saveur est à la fois douce, farineuse, un peu sucrée et légèrement astringente ; il se récolte en septembre ; il s'emploie préférablement à l'état frais.

Propriétés. Le chiendent est émollient, rafraîchissant et diurétique. Il convient dans les fièvres continues, intermittentes, inflammatoires et typhoïdes, l'inflammation et l'irritation des yeux, de la poitrine, de la gorge, de l'estomac, des intestins, des reins et des voies urinaires ; dans les engorgements du foie, des intestins, de la matrice et des mamelles, la fluxion de poitrine, la jaunisse, la constipation, les coliques, la gravelle, les tumeurs inflammatoires et les irritations externes.

Préparations. *Décoction :* 15 à 30 gr. par litre d'eau, *dose :* 3 tasses par jour; *décoction concentrée :* 30 à 60 gr. par litre d'eau, réduction à moitié; *dose :* 2 ou 3 tasses par jour.

A l'extérieur : décoction, 20 à 50 gr. par litre d'eau, pour lotions, injections et lavements.

CLÉMATITE. Clématite des haies, herbe-aux-gueux, clématite brûlante, vigne blanche, vigne de Salomon, viorne, berceau de la vierge, auber-vigne, cranquillier; famille *renonculacées.* Cette plante croît dans toutes les haies. (Juillet, août.)

Description. Tige sarmenteuse, s'entrelaçant avec les plantes voisines, s'étendant en longs festons et retombant en guirlande; rameaux nombreux, rudes, anguleux, quelquefois longs de 2 mètres; feuilles de formes variables, opposées, por-tées sur des queues, toutes ailées, en forme de cœur, presque ovales, aiguës à leur sommet, vertes, lisses sur les deux faces; fleurs d'un blanc un peu cendré, formant une sorte de grappe au sommet des rameaux; fruits nombreux, touffus et offrant l'aspect de plumets blancs, soyeux et abondants.

La clématite a une saveur astringente, légèrement acide et âcre; elle doit être récoltée avant la floraison, bien que les fleurs soient aussi très actives. La dessiccation diminue considérable-ment l'âcreté de cette plante.

Propriétés. La clématite est purgative, diaphoré-tique, diurétique et détersive. Elle s'emploie dans les maladies vénériennes, les scrofules, l'hydropisie, la paralysie, le carreau, l'asthme humide, les fai-blesses d'estomac, l'inflammation des yeux, les pus-tules, les ulcérations de la bouche, les ulcères chroniques, la goutte et la gale.

Préparations. *Infusion :* feuilles et fleurs, 10 à 25 gr. par litre d'eau; *dose :* 1 ou 2 tasses par jour;

poudre : écorce pulvérisée, 7 à 15 centigr. dans une tasse de tisane de mauve, d'orge ou de chiendent, comme purgatif.

A l'extérieur : infusion, feuilles et fleurs, 20 à 40 gr. par litre d'eau, pour lotions et injections; *huile :* feuilles et fleurs, 15 à 30 gr., pour 250 gr. d'huile d'olive, infusées au bain-marie pendant quelques heures, pour frictions et pour déterger les plaies et ulcères; *topique :* feuilles pilées comme vésicatoire.

COCHLÉARIA. Herbe-aux-cuillers, raifort officinal, cranson officinal, herbe-au-scorbut; famille *crucifères.* Cette plante croît spontanément dans les lieux humides, au bord de la mer, sur les hautes montagnes. On la cultive dans les jardins. (Mai, juillet.)

Description. Tiges faibles, inclinées, cylindriques, vertes et lisses; feuilles inférieures portées sur de longues queues, nombreuses, arrondies, épaisses, les supérieures plus petites, un peu anguleuses; fleurs blanches, petites, disposées en bouquets ou en grappe à l'extrémité des rameaux; fruit : semence courte, un peu globuleuse, petite, ordinairement entière à son sommet.

Le cochléaria est sans odeur; écrasé, il a une odeur très pénétrante; sa saveur est âcre, vive et un peu amère; il doit être cueilli pendant sa floraison et employé à l'état frais. Il perd toutes ses propriétés par la dessiccation.

Propriétés. Le cochléaria est tonique, excitant, dépuratif, antiscorbutique, diurétique et détersif. Il convient dans la faiblesse générale, les affections vénériennes, scrofuleuses, scorbutiques et de la peau, la paralysie, l'hydropisie, le rhumatisme, les fièvres continues et intermittentes, le catarrhe pulmonaire et de la vessie, l'asthme, la toux, le carreau, l'inflammation de la matrice, les flueurs blanches, les engorgements des intestins et des articulations, la gravelle, la fétidité de l'haleine, le relâchement et les ulcérations des gencives, les fissures et les ulcérations internes et externes.

Préparations. Infusion : feuilles et fleurs, de 20 à 50 gr. par litre d'eau ou de lait, de petit-lait, de bouillon ou de bière ; *dose :* 2 ou 3 tasses par jour ; *suc* des feuilles et des fleurs : 1 ou demi-tasse par jour ; *sirop :* suc, 200 gr., eau, un quart de litre, sucre, 150 à 200 gr.; *dose :* 2 demi-tasses par jour ; *vin :* feuilles et fleurs, 40 à 60 gr. par litre de bon vin blanc ou rouge, infusées au bain-marie pendant quelques heures ; *dose :* 2 ou 3 tasses par jour.

A l'extérieur : décoction, feuilles et fleurs, 40 à 60 gr. par litre d'eau, pour lotions, injections et gargarismes ; *vin :* feuilles et fleurs, 40 à 60 gr. en décoction dans un litre de bon vin rouge, pour lotions, injections, frictions et gargarismes.

CONCOMBRE SAUVAGE. Momordique élastique, momordique purgative, élatérion, concombre d'âne, gôlante ; famille *cucurbitacées.* Cette plante, vivace, croît spontanément dans les lieux stériles et pierreux ; on la cultive dans les jardins. (Juin, juillet.)

Description. Tiges tendres, pleines de suc, couvertes de poils rudes et épars, couchées sur terre ; feuilles en forme de cœur, anguleuses, crépues, rudes, les feuilles florales se terminant en pointes aiguës ; fleurs jaunâtres, veinées de vert; fruit : petite pomme ovale, de la grosseur d'une noix, couverte de poils rudes et épars, se détachant au moindre contact de sa longue queue et lançant avec force ses graines aplaties et luisantes.

Le concombre sauvage a une saveur amère et âcre. Les fruits se récoltent en septembre et octobre. La dessiccation leur fait perdre leurs propriétés.

Propriétés. Le concombre sauvage est un purgatif drastique et détersif. On l'emploie dans les engorgements des intestins, les hydropisies, la paralysie, les scrofules, le rhumatisme, le croup, les affections vermineuses et de la peau.

Préparations. *Suc des fruits* : une cuillerée à café dans un verre de tisane de mauve, d'orge ou de chiendent, pris le matin, après avoir préalablement pris pendant troi ou quatre jours de la tisane de mauve et des lavements émollients.

A l'extérieur : Décoction : tiges et feuilles, une poignée par litre d'eau, pour lavements vermifuges.

CONSOUDE. Consoude officinale, oreille d'âne, langue de vache, herbe aux charpentiers ; famille des *borraginées*. Cette plante se trouve dans les prés, sur les bords des ruisseaux. (Mai, juin.)

Description. Racine épaisse, d'un brun noirâtre extérieurement, blanche et visqueuse à l'intérieur, fibreuse, allongée; tiges de 40 à 70 cent., très rameuses, un peu anguleuses, hérissées de poils rudes ; feuilles se succédant régulièrement, assez grandes, entières, ovales, en forme de lance, aiguës, les inférieures plus grandes, portées sur des queues, les supérieures presque sans queue, plus étroites, d'un vert foncé, rudes au toucher; fleurs disposées en un épi terminal, court, lâche, recourbé vers le sommet, toutes pendantes et dirigées ordinairement du même côté, les unes purpurines ou rougeâtres, les autres d'un blanc jaunâtre.

La consoude est d'une saveur fade, légèrement astringente. On récolte la racine de consoude en tout temps pour l'employer fraîche, ce qui est préférable. Pour la dessécher et la conserver, on la coupe par tranches longitudinales.

Propriétés. La consoude est adoucissante, émolliente, expectorante et astringente. Elle convient dans les hémorrhagies·, le crachement et le pissement de sang, l'écoulement excessif des règles, la diarrhée, les abcès, les panaris, les fissures et les gerçures..

Préparations. *Décoction :* racine, 20 à 40 gr. par litre d'eau; *dose :* 2 ou 3 tasses par jour; *sirop :* racine, 30 à 40 gr., eau, un quart de litre, sucre, 100 gr.; *dose :* 2 demi-tasses par jour.

A l'extérieur : décoction, racine, 30 à 50 gr. par litre d'eau, pour lotions, injections et lavements; *topique :* on creuse la racine en forme de dé à coudre et on y introduit les mamelons affectés de gerçures. La *décoction* de cette racine ne doit pas être faite dans des vases de *fer*, à cause de l'action de l'acide gallique sur ce métal.

COQUELICOT. Pavot coquelicot des champs, rouge, ponceau, mahon; famille *papaveracées.* Le coquelicot se trouve surtout dans les champs. (Mai, juillet.)

Description. Tiges droites, rameuses, hautes de 40 à 80 cent., légèrement velues, rudes; feuilles se succédant régulièrement, presque ailées, découpées en lanières assez longues, velues, aiguës, dentées; fleurs grandes, rouges, terminales, à longue queue; fruit : capsule lisse, ovale, globuleuse, renfermant de petites semences nombreuses.

Les fleurs fraîches exhalent une odeur vireuse, analogue à celle de l'opium; leur saveur est douce et un peu amère. La récolte des fleurs se fait pendant tout le temps que dure la floraison; on les fait sécher immédiatement après, en les étendant, sans les froisser, sur du papier, et on les met à l'étuve. On doit les conserver dans des boîtes bien fermées, et à l'abri de l'humidité, qui les fait moisir.

Propriétés. Le coquelicot est sudorifique, calmant et légèrement narcotique. Il convient dans les maladies vénériennes, les affections éruptives, la variole, la rougeole, l'érysipèle, les affections de poitrine, les catarrhes pulmonaires, les rhumes chroniques, la pleurésie, la coqueluche, les coliques et l'insomnie.

Préparations. *Infusion :* fleurs, 3 ou 4 pincées par litre d'eau ; *dose :* 1 ou 2 tasses par jour ; *sirop :* fleurs et capsules, 15 à 25 gr., eau, un quart de litre, sucre, 100 à 150 gr. ; *dose :* 2 ou 3 cuillerées par jour.

DICTAME. Famille *labiées*. Cette plante, vivace, croît spontanément dans les terrains secs, pierreux ; on la cultive dans les jardins. (Juin, juillet.)

Description. Tige velue, rameuse, de 50 cent. environ ; feuilles opposées, les inférieures ayant des queues courtes, les supérieures sans queue, arrondies ou un peu ovales en cœur, épaisses, entières, blanches, cassantes, parsemées de petites vésicules noirâtres ; fleurs purpurines en épis terminaux un peu pendants et touffus, quadrangulaires, ayant des feuilles florales purpurines, larges, ovales, lisses.

Le dictame est d'une odeur agréable, d'une saveur chaude, arômatique et amère. Il se récolte en juillet et août ; après la dessiccation, on doit le conserver dans des boîtes bien closes, afin qu'il ne perde ni son odeur, ni sa vertu.

Propriétés. Le dictame est tonique, excitant, apéritif et antispasmodique. Il convient dans la faiblesse générale, les affections nerveuses, les névralgies, la migraine, les douleurs nerveuses de l'estomac, la faiblesse des organes digestifs et de la matrice, la suppression des menstrues, l'engorgement des testicules, les contusions, les tumeurs, les plaies, les ulcères.

Préparations. *Infusion :* feuilles et fleurs, 15 à 30 gr. par litre d'eau à vase clos ; *dose :* 2 ou 3 tasses par jour ; *vin :* feuilles et fleurs, 20 à 50 gr. par litre de vin blanc, cinq jours de macération ; *dose :* 1 ou 2 tasses par jour.

A l'extérieur : infusion, feuilles et fleurs, 20 gr. par demi-litre d'eau, pour lotions et injections détersives ; feuilles et fleurs en cataplasme.

DIGITALE. Gant de Notre-Dame, dé de Notre-Dame, grande digitale, gantelet, gandio ; famille *scrophulariacées.* Cette plante, bisannuelle, croît dans les bois, les forêts, les terrains secs, sablonneux et élevés ; on la cultive dans les jardins. (Juin, août.)

Description. Tige droite, herbacée, simple, velue, cylindrique, de 60 à 80 cent.; feuilles grandes, ovales, vertes et un peu ridées en dessus, blanchâtres et cotonneuses en dessous, dentées sur leurs bords, les inférieures ayant une queue, les supérieures presque sans queue ; fleurs d'un rose purpurin, en épi terminal penché d'un côté de la tige ; fruit : capsule supérieure ovale-aiguë, enveloppée par le calice ; quatre semences comprimées attachées au style latéralement.

La digitale est d'une odeur vireuse à l'état frais, et d'une saveur amère et désagréable. La récolte doit se faire en juin ou en septembre ; la première est préférable. Il faut cueillir les feuilles lorsque les fleurs commencent à se montrer. Les feuilles disposées en guirlande doivent être promptement séchées dans une étuve, et conservées ensuite dans un lieu sec.

Propriétés. La digitale est stimulante, tonique spécial du cœur et diurétique. Elle s'emploie dans les affections du cœur, la phthisie, le catarrhe pulmonaire, l'asthme, la difficulté de respirer, les rhumes chroniques, la toux et le crachement de sang, le croup, les scrofules, l'hydropisie, les hémorrhagies, le rhumatisme, l'épilepsie, la manie et l'insomnie ; dans les écoulements muqueux, les pertes séminales, l'écoulement excessif des règles, l'inflammation des yeux, de la gorge et des reins, les engorgements ulcérés et les tumeurs froides.

Préparations. *Infusion :* feuilles, 3 à 5 gr. par litre d'eau bouillante ; *dose :* 1 ou 2 demi-tasses par jour ; *sirop :* feuilles, 10 gr., eau, un quart de litre, sucre, 150 à 200 gr; *dose :* 2 ou 3 cuillerées par jour.

A l'extérieur : décoction, feuilles, 5 à 10 gr. par litre d'eau, pour lotions, bains et lavements ; feuilles en cataplasmes. La digitale, prise en lavements à petite dose, produit des effets plus directs que par l'ingestion dans l'estomac.

DORADILLE. Cétérach officinal, cétérach vrai, scolopendre, herbe dorée, dorade ; famille *fougères.* Cette plante se trouve sur les rochers, dans les murailles des puits, des citernes, dans les lieux humides et ombragés. (Juillet, août, septembre.)

Description. Racine : souche brunâtre, obliquement couchée, longue de 8 à 10 cent., grosse comme un tuyau de plume d'oie, jetant çà et là des filaments très déliés ; tige nulle ; feuilles toujours vertes, à queue commune, laquelle est lisse, luisante, mince, d'un rouge noirâtre et nue dans la moitié de sa longueur, garnie ensuite de nombreuses petites feuilles se succédant régulièrement, minces, lisses, divisées, en forme de coin et portées sur de petites queues. Fructification composée de petites graines contenues dans des capsules situées au sommet des feuilles, dont les bords se replient en dessous pour les envelopper.

La doradille est d'un arôme agréable, qui s'exalte par l'action de l'eau bouillante, et d'une saveur un peu amère. La récolte n'exige rien de particulier ; elle perd de ses qualités par la dessiccation ; on doit la conserver dans un lieu frais.

Propriétés. La doradille est tonique, astringente et diurétique. Elle s'emploie dans le catarrhe pulmonaire, les rhumes chroniques, le crachement de sang, la diarrhée, le catarrhe de la vessie, l'inflammation et les douleurs de reins et la gravelle.

Préparations.-*Infusion* : feuilles, 20 à 40 gr. par litre d'eau ; *dose* : 3 tasses par jour ; *sirop* : feuilles, 30 gr., eau, un quart de litre, sucre, 100 gr. ; *dose* : 3 cuillerées par jour.

A l'extérieur : décoction, feuilles, 30 à 50 gr. par litre d'eau, pour lavements.

DOUCE-AMÈRE. Morelle grimpante, vigne sauvage ; famille *solanacées*. Ce sous-arbrisseau se trouve dans les fossés humides, dans les haies, sur le bord des ruisseaux. (Juillet, août, septembre.)

Description. Tige cylindrique, lisse, quelquefois velue, sarmenteuse, grimpante, d'environ 1 m. 60 cent. de hauteur ; feuilles ovales, en forme de cœur, se succédant régulièrement, portées sur des queues, entières, aiguës, lisses à leurs deux faces, quelquefois molles et velues en dessous, les supérieures souvent à trois divisions ; fleurs disposées vers le sommet des tiges en bouquets rameux, latéraux, portés sur de longues queues.

La douce-amère est un peu nauséabonde et amère ; elle se récolte en mai et juin, ou vers la fin de l'été. On doit, autant que possible, se servir de celle de l'année. La plante récoltée dans les lieux secs et élevés est préférable à celle que l'on cultive dans les jardins.

Propriétés. La douce-amère est stimulante, dépurative, sudorifique et légèrement narcotique. Elle convient dans les maladies vénériennes, scrofuleuses et de la peau, dans les engorgements des intestins, des mamelles, des testicules, de la matrice et des articulations, la phthisie, les catarrhes pulmonaires, l'asthme, les rhumes chroniques, la toux, la pleurésie, la coqueluche, le carreau, l'hydropisie, le rhumatisme, la jaunisse, le scorbut, les hémorrhoïdes, l'inflammation de la gorge et du canal urinaire, les écoulements muqueux, le catarrhe de la vessie, les tumeurs, les plaies, les pustules et les ulcérations anciennes.

Préparations. *Infusion :* feuilles et sommités, 10 à 30 gr. par litre d'eau ; *dose :* 2 ou 3 tasses par jour ; *sirop :* feuilles et sommités, 30 gr., eau, un quart de litre, sucre, 100 à 150 gr.; *dose :* 3 cuillerées par jour.

À l'extérieur : infusion, feuilles, 30 à 50 gr. par litre d'eau, pour lotions, injections et lavements.

EUPATOIRE. Eupatoire commune, à feuilles communes, des Arabes, herbe de sainte Cunégonde; famille *synanthérées.* Cette plante se trouve sur les bords des eaux stagnantes, dans les prés humides, les marais. (Juillet, septembre.)

Description. Racines blanchâtres, obliques, un peu épaisses et fibreuses ; tige d'une teinte rougeâtre, velue, remplie de moëlle, haute de 1 mèt. à 1 mèt. 50 cent., à rameaux opposés ; feuilles opposées, portées sur des queues courtes, dentées, à trois divisions en forme de lance, les supérieures quelquefois simples ; fleurs nombreuses, disposées en bouquets terminaux, à l'extrémité des rameaux et des tiges.

L'eupatoire a une odeur faiblement aromatique, une saveur amère, aromatique et piquante. Elle doit être récoltée un peu avant la floraison, et la racine au printemps ; la dessiccation lui enlève ses propriétés ; on doit la conserver dans un lieu frais.

Propriétés. L'eupatoire est purgative, apéritive, stimulante, tonique. On l'emploie dans les affections scrofuleuses, scorbutiques et de la peau, les engorgements du foie et de la rate, l'hydropisie, les pâles couleurs, la jaunisse, la suppression des règles, les catarrhes et les rhumes chroniques, la toux, la constipation, les tumeurs et les douleurs de dents.

Préparations. *Infusion :* feuilles, 30 à 60 gr. par litre d'eau ; *dose :* 2 ou 3 tasses par jour ; *décoction :* racine fraîche, 30 à 60 gr. par litre d'eau ; *dose :* 2 ou 3 tasses par jour ; *vin :* racine fraîche, 30 à 60 gr. pour un litre de bon vin blanc, quatre jours de macération ; *dose :* 2 tasses par jour.

A l'extérieur : décoction, feuilles ou racines, 40 à 60 gr. par litre d'eau, pour lotions et lavements ; feuilles en cataplasme et en masticaʼoire.

FOUGÈRE MALE. Néphrode, apside ; famille *fougères.* Cette plante, vivace, se trouve dans les lieux incultes, les bois, les haies, les lieux montueux. (Mai, juin.)

Description. Racine longue de 15 à 20 cent., de la grosseur du pouce, noueuse, écailleuse et brune à l'extérieur, blanchâtre à l'intérieur ; feuilles amples, li ʒes, d'un beau vert, cassantes, deux fois ailées, à queue courte, brune et couverte d'écailles, les petites feuilles se succédant régulièrement, rapprochées, plus larges au milieu et diminuant graduellement jusqu'à l'extrémité qui ne présente plus qu'une pointe ; capsules réunies en paquet très rapprochées, disposées sur deux rangs aux deux tiers supérieurs de la feuille.

La fougère mâle est d'une odeur un peu nauséabonde, d'une saveur d'abord douceâtre, ensuite amère. On récolte la racine en été ; elle doit s'employer fraîche, ainsi que les bourgeons.

Propriétés. La fougère mâle est tonique, apéritive, astringente et vermifuge. Elle s'emploie dans les affections scrofuleuses et vermineuses, la faiblesse générale, les engorgements des intestins, la suppression des règles et la goutte.

Préparations. *Décoction* à vase clos : racine, 30 à 60 gr. par litre d'eau réduit à moitié ; *dose :* 1 ou 2 tasses par jour ; *sirop :* racines, 30 gr., bourgeons, 15 gr., eau, 1 quart de litre, sucre, 100 à 150 gr.; *dose :* 2 ou 3 cuillerées par jour.

Pour expulser le ténia, le malade doit prendre, pendant trois matins, un lavement de décoction de fougère mâle, dans lequel on met 10 gr. d'éther sulfurique, et, cinq minutes après, on prend un verre de la même décoction avec 5 gr. d'éther sulfurique ; une heure après, le malade prend 60 gr. d'huile de ricin avec 50 gr. de sirop de fleurs de pêcher ; ce moyen réussit ordinairement.

FRAXINELLE. Dictame blanc ; famille *labiées.* Cette plante, vivace, croît sur les collines pierreuses et dans les bois élevés ; on la cultive dans les jardins. (Juin, juillet.)

Description. Racines blanches, épaisses, rameuses ; tiges simples, cylindriques, rougeâtres, velues, droites, de 60 à 80 cent.; feuilles se succédant régulièrement, portées sur une queue, ailées, avec une impaire, ressemblant un peu à celles du frêne (d'où le nom de fraxinelle); petites feuilles ovales-aiguës, d'un vert luisant, bordées de petites dents, parsemées de points transparents ; fleurs se succédant régulièrement, portées sur des queues, formant une belle grappe terminale blanche ou purpurine.

La fraxinelle exhale une odeur forte, pénétrante, analogue à celle du citron. Sa récolte n'exige rien de particulier. L'écorce de la racine doit être conservée dans un lieu tempéré.

Propriétés. La racine de fraxinelle est tonique,

3.

stimulante, diaphorétique et antispasmodique. Elle convient dans la faiblesse générale, de l'estomac, de la matrice et des voies urinaires, les affections nerveuses, la migraine, les fièvres intermittentes, les pâles couleurs, les flueurs blanches, la suppression des règles, les affections scrofuleuses et scorbutiques.

Préparations. *Infusion :* écorce de la racine, 15 à 40 gr. par litre d'eau ou de bière ; *dose :* 2 ou 3 tasses par jour ; *vin :* écorce de la racine, 20 à 40 gr. par litre de vin blanc, infusée au bain-marie pendant quelques heures ; *dose :* 2 tasses par jour.

FRÊNE. Frêne commun, frêne nudiflore, quinquina d'Europe ; famille *jasminacées.*

Description. Cet arbre, qui croît partout, est connu de tout le monde et n'a pas besoin d'être décrit. Ses feuilles et son écorce ont une saveur amère, âcre et astringente. Les feuilles de frêne doivent être cueillies lorsqu'elles laissent suinter une espèce de gomme visqueuse, ce qui a lieu au mois de mai ou de juin. On les fait sécher à l'ombre. Ces feuilles valent mieux sèches que vertes. Les écorces doivent être prises au printemps de préférence sur des branches de trois ou quatre ans, séchées promptement et conservées dans un lieu sec.

Propriétés. L'écorce et les feuilles du frêne sont toniques, astringentes, fébrifuges, purgatives et diurétiques. Elles s'emploient dans les affections vénériennes, scrofuleuses, scorbutiques et rhumatismales, les fièvres intermittentes, la constipation, la rétention d'urine, les hémorrhagies, les engorgements du foie et de la rate et la goutte.

Préparations. *Décoction :* écorce, 20 à 60 gr. par litre d'eau ; *dose :* 2 ou 3 tasses par jour ; *poudre* de l'écorce : 12 à 25 gr. dans une tasse de bon vin rouge ; *dose* : 3 tasses par jour, dans l'intermission, pendant plusieurs jours, comme fébrifuge ; *infusion* : feuilles sèches, 30 à 60 gr. par litre d'eau ; *dose* : 2 ou 3 tasses par jour, contre les affections rhumatismales, goutteuses et scrofuleuses ; *décoction* : semences, 15 à 30 gr. par demi-litre d'eau ; *dose* : 1 ou 2 verres le matin, comme purgatif ; *poudre* des semences : 10 à 30 gr. par demi-litre de bon vin blanc ; *dose* : 2 verres par jour, comme diurétique.

FUMETERRE. Fumeterre officinale, vulgaire, fiel de terre, pied de géline ; famille *fumariacées*. Cette plante, annuelle, croît dans les champs, les terres cultivées, les vignes, les jardins. (Mai, octobre.)

Description. Tige grêle, tendre, étalée, lisse, pleine de suc, très rameuse, longue de 25 à 30 cent.; feuilles lisses, se succédant régulièrement, portées sur des queues, un peu obtuses, deux fois ailées, d'un vert bleuâtre ou cendré; fleurs d'un blanc rougeâtre, tachetées de pourpre à leur sommet, petites, nombreuses, en grappes terminales lâches; ayant chacune une feuille florale membraneuse.

Cette plante exhale une odeur herbacée quand on l'écrase; sa saveur, amère, désagréable à l'état frais, augmente par la dessiccation. Elle se récolte au mois de juin, quand les fleurs commencent à s'ouvrir. Elle doit être séchée promptement.

Propriétés. La fumeterre est tonique, vermifuge, fondante et dépurative. On l'emploie dans les affections vénériennes, scrofuleuses, scorbutiques, vermineuses et de la peau, dans la faiblesse générale et des organes digestifs, la jaunisse, l'engorgement des intestins et la goutte.

Préparations. *Infusion* et *décoction* : tiges et feuilles , 30 à 60 gr. par litre d'eau ou de bière ; *dose :* 2 ou 3 tasses par jour ; *suc* des tiges et des feuilles : de 30 à 60 gr. par quart de litre de petit-lait ; *dose :* 1 ou 2 tasses par jour ; *sirop :* suc, 60 à 80 gr., eau, un quart de litre , sucre, 100 à 150 gr.; *dose :* 3 cuillerées par jour ; *vin :* tiges et feuilles , 60 gr. par litre de bon vin blanc ou rouge , quatre jours de macération ; *dose :* 1 ou 2 tasses par jour.

A l'extérieur : décoction , feuilles et tiges , 40 à 60 gr. par litre d'eau , pour lavements.

GARANCE: Famille *rubiacées*. Cette plante, vivace , croît dans les champs et est cultivée dans les jardins. (Juin , juillet.)

Description. Racines longues , rameuses , rampantes , articulées et rougeâtres ; tiges noueuses , faibles , carrées , longues de 60 cent. à 1 mèt., hérissées de petites pointes ; feuilles sans queue , en forme de lance , disposées par groupe de quatre ou six feuilles autour de la tige ; fleurs petites, jaunâtres, disposées en grappes terminales.

La racine de garance est d'une odeur forte et caractéristique , d'une saveur un peu amère et âcre. Elle se récolte au mois d'août ou de septembre et lorsque la plante a atteint sa troisième année : on la fait sécher aussitôt et on la conserve dans un lieu sec.

Propriétés. La racine de garance est tonique, astringente et détersive. Elle convient dans la faiblesse générale , les affections scrofuleuses et lymphatiques, les pâles couleurs , les flueurs blanches , la suppression des règles, les engorgements articulaires , la faiblesse et la carie des os.

Préparations. *Décoction :* poudre de la racine , 1 à 3 gr. par litre d'eau ; *dose :* 3 tasses par jour. On continue cette tisane pendant trois ou quatre jours, et on la cesse pendant huit jours.

GENÊT D'ESPAGNE. Genêt d'Espagne , devenu indigène ; famille *légumineuses*. Cet arbrisseau croît dans les lieux incultes et sur les coteaux ; on le cultive dans les jardins. (Avril , mai , juin.)

Description. Tiges de 1 à 2 mèt., à rameaux dressés, lisses, effilés ; feuilles en forme de lance, rameaux opposés, effilés, portant des fleurs à leur extrémité ; fleurs jaunes et odorantes.

Le genêt d'Espagne a une odeur arômatique très agréable et une saveur amère. Les jeunes pousses et les fleurs se récoltent aux mois de mai et de juin pour les conserver. Après les avoir fait sécher à l'etuve , on doit les conserver dans des flacons bien bouchés à l'abri de l'humidité.

Propriétés. Le genêt d'Espagne est purgatif et diurétique. Il convient dans les affections scrofuleuses, rhumatismales, du foie et de la peau , dans les hydropisies , le gonflement du ventre , le carreau , la constipation , l'inflammation des reins , le catarrhe de la vessie , la rétention d'urine , la gravelle , la goutte , l'engorgement des mamelles , les abcès froids et les tumeurs.

Préparations. *Décoction :* feuilles ou fleurs , 30 à 60 gr. par litre d'eau ; *dose :* 2 ou 3 tasses par jour ; *suc exprimé* des feuilles et des sommités : 1 demi-tasse , avec addition de 10 gr. de miel, comme purgatif ; *sirop :* fleurs, 30 à 50 gr., eau, 1 quart de litre, sucre, 100 à 150 gr. ; *dose :* 2 ou 3 demi-tasses par jour ; *vin :* cendre de la tige et des rameaux, 30 à 60 gr., en infusion à froid, dans un litre de bon vin , filtrez ; *dose :* 2 ou 3 tasses par jour, comme diurétique.

A l'extérieur : décoction , branches tendres ou fleurs gousses, 40 à 60 gr. par litre d'eau, pour lotions et lavements ; feuilles et fleurs en cataplasme.

GENIÈVRE. Genièvre commun, petron, petrot, genibre, piket ; famille *conifères*. Cette plante croit dans les bois, les terrains incultes, les revers des montagnes. (Septembre, octobre, novembre.)

Description. Tiges tortueuses, difformes, à écorce rabo-teuse et rougeâtre, d'une hauteur de 2 mèt. environ ; les jeunes pousses des rameaux menues, pendantes, un peu triangulaires ; feuilles sans queue, étroites, dures, en forme d'épine et tou-jours vertes, réunies trois par trois ; fruits ou cônes à trois écailles soudées entr'elles, renfermant trois noyaux osseux à une seule loge.

Les fruits du genièvre sont d'une odeur forte, assez agréable, d'une saveur douceâtre et amère, chaude et balsamique. C'est en octobre et novembre qu'on doit cueillir les fruits du genièvre, et les choisir gros, bien nourris, noirs et luisants. La dessicca-tion leur fait perdre leur arôme et leur principe actif.

Propriétés. Le genièvre est tonique, stimulant, stomachique, diaphorétique et diurétique. Il con-vient dans la faiblesse générale, de l'estomac et des intestins, les affections vénériennes, scorbutiques, rhumatismales et de la peau, l'hydropisie, l'engor-gement des intestins, l'inflammation des reins, le catarrhe de la vessie, la gravelle, les écoulements muqueux, les flueurs blanches, les pâles couleurs et l'inflammation du canal urinaire ; dans l'asthme humide, la mélancolie, la goutte, la teigne et les ulcérations anciennes.

Préparations. *Infusion :* baies ou sommités con-cassées, à vase clos, 15 à 30 gr. par litre d'eau ; *dose :* 2 ou 3 tasses par jour ; *vin :* baies, 30 à 60 gr. par litre de vin blanc, quatre jours de macéra-tion ; *dose :* 1 ou 2 tasses par jour ; *fruit :* baies fraîches, 20 à 40 par jour.

A l'extérieur : Infusion ou décoction des baies et

des sommités, 40 à 60 gr. par litre d'eau, pour lotions, frictions et injections.

GENTIANE. Gentiane jaune, grande jansonna; famille *gentianacées*. Cette plante croît dans les bois, sur les montagnes et les lieux montueux. (Juin, juillet.)

Description. Racine épaisse, jaunâtre en dedans; tiges de 1 mèt. à 1 mèt. et demi, cylindriques, non rameuses; feuilles larges, ovales, lisses, aiguës, opposées, à cinq ou sept nervures longitudinales, saillantes, les inférieures retrécies à leur base; fleurs nombreuses, jaunes, réunies en faisceau à l'aisselle des feuilles supérieures.

La racine de gentiane a une très faible odeur et une saveur très amère. Elle ne doit être récoltée qu'à la deuxième année, après la chute des feuilles; elle doit être mondée, et non lavée, afin qu'elle ne se pénètre pas d'humidité.

Propriétés. La racine de gentiane est tonique, fébrifuge et vermifuge. On l'emploie dans la faiblesse générale, de l'estomac et des intestins; dans les fièvres intermittentes, les affections scrofuleuses et vermineuses, les flatuosités, les diarrhées, la jaunisse et la goutte.

Préparations. *Décoction :* racine, 15 à 30 gr. par litre d'eau, préalablement macérée pendant vingt-quatre heures; *dose :* 1 ou 2 tasses par jour; *sirop :* racine en poudre, 25 à 30 gr., eau, un quart de litre, sucre, 100 à 150 gr.; *dose :* 2 ou 3 cuillerées par jour; *vin :* racine en poudre, 60 à 80 gr. par demi-litre de bon vin blanc, 3 jours de macération, filtrez; *dose :* 1 ou 2 demi-tasses par jour, comme tonique; 1 ou 2 tasses par jour, comme fébrifuge.

A l'extérieur : décoction, racine concassée, 40 à 60 gr. par litre d'eau, pour lavements vermifuges.

GERMANDRÉE. Germandrée officinale , petit chêne, chenette, sauge amère, chasse-fièvre; famille *labiées*. Cette plante , vivace , se trouve sur les coteaux arides , dans les bois montueux, les terrains sablonneux et secs. (Juillet, septembre.)

Description. Tiges de 15 à 25 cent., nombreuses , grêles, un peu couchées vers le bas, peu rameuses, velues ; feuilles opposées , oblongues , en forme de lance , portées sur de courtes queues, lisses , ayant sur leur bord des dents arrondies, d'un joli vert en dessus , plus pâles et un peu velues en dessous ; fleurs purpurines ou rosées, quelquefois blanches, réunies deux ou trois à l'aisselle des feuilles supérieures qui sont souvent colorées , portées sur de courtes queues , en grappes terminales feuillées.

Le petit chêne est d'une odeur faiblement aromatique et d'une saveur amère. On le récolte au mois de juin , et on le fait sécher comme les autres plantes ; on doit choisir la plante courte, garnie de feuilles nombreuses. Lorsqu'elle est bien séchée, elle conserve sa saveur, sa couleur verte et ses propriétés.

Propriétés. La germandrée est tonique , apéritive et fébrifuge. Elle convient dans les fièvres inflammatoires, intermittentes et typhoïdes ; dans les affections scrofuleuses , scorbutiques, rhumatismales et vermineuses , l'hydropisie , les engorgements du foie et de la rate, la jaunisse , les pâles couleurs , la suppression des règles et la goutte; dans l'asthme, le catarrhe pulmonaire, les rhumes et la toux.

Préparations. *Infusion :* feuilles et sommités fleuries, 30 à 60 gr. par litre d'eau ; *dose :* 2 ou 3 tasses par jour ; *vin :* feuilles et sommités fleuries pulvérisées, 20 à 30 gr. par demi-litre de bon vin blanc; *dose :* 2 tasses par jour.

A l'extérieur : décoction , feuilles et sommités, 40 à 60 gr. par litre d'eau, pour lavements.

GLOBULAIRE. Globulaire turbith, famille *glo-bulariacées* Ce sous-arbrisseau croît dans les terrains rocailleux. (Mai, juin.)

Description. Tige rameuse, d'un brun rougeâtre, haute de 60 à 80 cent.; feuilles petites, se succédant régulièrement, d'un vert bleuâtre, ovales, accuminées, quelquefois dentées latéralement; fleurs bleuâtres et formant à l'extrémité des rameaux de petites têtes globuleuses, solitaires et sans queue.

Les feuilles de la globulaire ont une saveur amère et désagréable; elles se cueillent en juillet, août et septembre; on doit les conserver dans un lieu tempéré. Les feuilles de la globulaire turbith peuvent être remplacées par celles de la globulaire vulgaire, marguerite bleue, plante herbacée qui croît dans les pâturages secs, les coteaux calcaires, à tiges solitaires ou peu nombreuses, de 10 à 40 cent., droites, simples; feuilles inférieures nombreuses, en rosette, ovales, entières, terminées par une pointe aiguë, les supérieures beaucoup plus petites, oblongues, en forme de lance; fleurs bleues formant une sorte de tête globuleuse, solitaire et terminale.

Propriétés. La globulaire est tonique, purgative et fébrifuge. Elle convient dans les fièvres intermittentes, les engorgements du foie, de la rate et des intestins, l'hydropisie, l'asthme et les constipations.

Préparations. *Décoction* : à vase clos, feuilles, 20 à 30 gr. pour un quart de litre d'eau, dix minutes d'ébullition; *dose* : 1 ou 2 tasses par jour. Globulaire vulgaire, 30 à 50 gr. de feuilles pour la même quantité d'eau, et même dose.

GRENADIER. Famille *myrtacées.* Cet arbrisseau croît dans les pays chauds et est cultivé dans les jardins. (Juin, juillet, août.)

Description. Racine noueuse, pesante, dure, écorce épaisse, coriace, ridée, un peu rougeâtre, jaunâtre, cassante; rameaux nombreux, rougeâtres; feuilles lisses, opposées, en forme de lance, portées sur des queues très courtes ; fleurs régulières et assez grandes, d'un rouge vif, presque sans queue, souvent solitaires, quelquefois réunies trois ou quatre vers le sommet des rameaux ; fruits de la grosseur d'une pomme, arrondis, revêtus d'une écorce d'un brun rougeâtre, contenant en grande quantité des semences d'un rouge vif.

L'écorce de la racine de grenadier est d'une saveur amère et astringente ; elle se trouve dans le commerce en petits fragments cassants ; on substitue souvent à l'écorce de la racine de grenadier celle du buis ou d'épine-vinette. La racine fraîche, recueillie souvent sur de maigres arbustes élevés dans des caisses, n'offre pas les mêmes avantages sous le rapport médical, à moins que le grenadier n'ait huit ou dix ans. On doit cueillir les fleurs doubles ou balaustes pendant tout le temps de la floraison ; elles ne perdent rien de leurs vertus par la dessiccation.

Propriétés. Le grenadier est tonique, astringent et vermifuge. On l'emploie dans les affections vermineuses, surtout contre le ténia, les hémorrhagies, la diarrhée, les écoulements muqueux, les flueurs blanches, les relâchements de la luette, des gencives, du rectum et de la matrice, les engorgements articulaires, suite d'entorse ou de luxation et contre la mauvaise haleine.

Préparations. *Décoction :* à vase clos, écorce de la racine pulvérisée, 60 gr. dans trois quarts de litre d'eau, réduits à demi-litre ; *dose :* 1 ou 2 tasses par jour ; *décoction :* écorce du fruit ; 30 à 60 gr. par litre d'eau, *dose :* 1 ou 2 tasses par jour ; *poudre* de l'écorce de la racine, 5 à 12 gr. dans une tasse de tisane appropriée, comme vermifuge ; *sirop :* écorce de la racine en poudre, 30 gr. pour un quart de litre d'eau, *sucre :* 100 à 150 gr. ; *dose :* 2 ou 3 cuillerées par jour.

Infusion ou *décoction :* fleurs, 15 à 30 gr. par litre d'eau ; *dose :* 2 ou 3 tasses par jour ; *sirop :*

fleurs, 30 gr. pour un quart de litre d'eau ; *sucre :* 100 gr. ; *dose :* 3 cuillerées par jour.

A l'extérieur : décoction, écorce de la racine ou du fruit, 40 à 90 gr., pour lotions, injections, gargarismes et lavements. Même décoction avec la même quantité de fleurs.

GUIMAUVE. Famille *malvacées.* Cette plante croît dans les lieux frais et humides; on la cultive dans les jardins. (Juin, juillet.)

Description. Racines longues, pivotantes, blanches, contenant un mucilage gluant et très doux ; tiges de un mètre à 1 mètre 50 cent., droites, nombreuses, velues ; feuilles se succédant régulièrement, portées sur des queues, molles, d'un vert blanchâtre, à trois ou cinq divisions peu marquées ou dentées ; fleurs presque sans queue, d'un blanc rosé, disposées en grappes partant des tiges.

La racine de guimauve est d'une odeur faible, d'une saveur douce et légèrement sucrée. La guimauve s'arrache en novembre. Il faut laver la racine ; on fend et on divise les plus grosses en morceaux à peu près de la grosseur du petit doigt, et autant que possible de la même longueur ; on les blanchit en les pelant ; on les enfile en longs chapelets que l'on suspend dans un lieu sec, aéré, et même dans une étuve ; on les conserve ensuite dans des sacs, à l'abri de l'humidité.

Propriétés. La guimauve est adoucissante et émolliente. Elle convient dans le catarrhe pulmonaire, l'angine, les rhumes, la toux, la perte de la voix, les irritations de l'estomac, des intestins et des voies urinaires, les engorgements de la matrice, les hémorrhagies, la rougeole, la variole, les tumeurs inflammatoires et les inflammations externes.

Préparations. *Infusion :* feuilles ou fleurs, 15 à 40 gr. par litre d'eau ; *dose ;* 3 tasses par jour ; *décoction :* racine, 10 à 30 gr. par litre d'eau ; *dose :* 3

tasses par jour ; *sirop* : racine, 20 gr., eau, un quart de litre, sucre, 100 gr. ; *dose* : plusieurs cuillerées par jour.

A l'extérieur : décoction, feuilles ou racines, 25 à 40 gr. par litre d'eau, pour lotions, injections, gargarismes, bains locaux et lavements. La racine de guimauve séchée, donnée à mâcher aux enfants pour favoriser la dentition, convient mieux que les corps durs qu'on a coutume d'employer en pareil cas.

HÉPATIQUE. Hépatique des fontaines, officinale, étoilée ou variée, herbe de hallot, herbe aux poumons ; famille *hépaticées*. Cette plante croît sur les bords des fontaines et des puits ; elle s'attache aussi aux arbres et aux rochers, entre les pavés des cours, et forme comme une espèce d'écaille (Juillet).

Description. Cette plante se présente sous forme d'expansions membraneuses ou de croûtes vertes, planes, étalées, divisées, transparentes, tachetées en dessus, traversées en dessous par des radicelles très menues. Sur la face supérieure, des réceptacles sans queue, en forme de coupe, contiennent les capsules et d'autres réceptacles, en forme de parasol, dont le contour offre cinq divisions peu marquées.

L'hépatique n'a presque pas d'odeur et a une saveur amère et un peu âcre. On peut récolter l'hépatique des fontaines dans toutes les saisons, mais de préférence dans l'été, la plante étant alors dans toute sa vigueur. On en sépare les feuilles mortes, on la fait sécher au soleil ou à l'étuve, et on la conserve dans un lieu sec et à l'abri du contact de l'air.

Propriétés. L'hépatique est dépurative, diurétique et détersive. Elle convient dans les maladies du foie, les hydropisies, la jaunisse, l'engorgement des intestins, l'inflammation et les douleurs des reins, le catarrhe de la vessie, la rétention d'urine et la gravelle.

Préparations. *Décoction* : toute la plante, 40 à 80 gr. par litre d'eau ; *dose* : 3 tasses par jour ; *vin* : toute la plante, 40 à 60 gr. par litre de bon vin blanc, infusée au bain-marie pendant quelques heures ; *dose* : 2 ou 3 tasses par jour.

A l'extérieur : toute la plante en cataplasme appliquée sur le ventre, dans le cas d'hydropisie et de rétention d'urine.

HIÈBLE. Ièble, yèble, petit sureau, sureau en herbe ; famille *caprifoliacées*. Cette plante, vivace, croît le long des fossés, au bord des chemins, dans les champs humides. (Juin, juillet.)

Description. Racines allongées, rameuses, de la grosseur du doigt, d'un blanc sale ; tiges droites, herbacées, cannelées, hautes d'environ 1 mètre ; feuilles opposées, portées sur des queues, ailées, composées de sept à neuf petites feuilles en forme de lance, dentées en-scie à leurs bords ; fleurs blanches formant une cime ou une sorte de parasol ample et touffu, accompagnées de feuilles florales très étroites ; fruit : baie noire, pulpeuse, à une seule loge contenant trois semences attachées à l'axe du fruit.

L'odeur vireuse de l'hièble est plus prononcée que celle du sureau ; les feuilles ont une saveur amère, nauséeuse et teignent la salive en rouge. Les fleurs doivent être récoltées en juin et être séchées avec beaucoup de précaution. On récolte les feuilles pendant tout l'été, la racine en automne.

Propriétés. L'hièble est purgatif, sudorifique et diurétique. Il convient dans les maladies vénériennes, les engorgements du foie, de la rate, des intestins et des testicules, le gonflement du ventre, la jaunisse, l'hydropisie, les hémorrhoïdes, la constipation, les pertes séminales, les affections vermineuses, la paralysie, les vertiges, l'épilepsie, la manie, les rhumatismes, la goutte, les douleurs de dents, les dartres, les tumeurs inflammatoires, les chutes et les entorses.

Préparations. *Infusion* : fleurs, 10 à 20 gr. par litre d'eau ; *dose* : 1 ou 2 tasses par jour ; *décoction:* racine ou écorce des tiges, 15 à 30 gr. par litre d'eau ; *dose* ; 2 tasses par jour ; *suc* des feuilles : une demi-tasse le matin, avec un peu de miel ; *vin* : racine ou écorce, 15 à 30 gr. , ou baies. 30 à 60 gr. pour un litre de bon vin blanc ; *dose :* 2 tasses par jour.

À l'extérieur : décoction : feuilles et fleurs, 30 à 60 gr. par litre d'eau, pour lotions, injections, gargarismes et lavements ; feuilles en cataplasme.

HOUBLON. Houblon vulgaire, grimpant, houblon à la bière, vigne du nord ; famille *urticacées.* Cette plante croît spontanément dans les haies. (Juillet et août.)

· **Description.** Tiges dures, grêles, légèrement anguleuses, sarmenteuses ; feuilles le plus souvent opposées, les supérieures quelquefois se succédant régulièrement, portées sur des queues, en forme de cœur, dentées, à trois ou cinq divisions ; fleurs mâles, petites, blanchâtres, portées sur de petites queues, disposées en grappe ; fleurs femelles réunies en cônes écailleux, ovales, composées de nombreuses petites feuilles , d'un jaune roussâtre.

Les cônes du houblon jouissent d'une odeur forte et vireuse, et leur saveur est très amère et persistante. Ils se récoltent vers la fin du mois d'août ; on les fait sécher au four ou à l'étuve ; à l'air, ils seraient exposés à se pourrir au centre ; ils ne perdent rien de leur arôme ni de leur saveur.

Propriétés. Le houblon est tonique , stimulant, excitant, vermifuge, diurétique, diaphorétique, résolutif, dépuratif et légèrement narcotique. On l'emploie dans la faiblesse générale, le manque d'appétit, les affections scrofuleuses, scorbutiques, vermineuses et de la peau ; dans l'hydropisie, le carreau, la jaunisse, la goutte, les écoulements muqueux, les flueurs blanches, les diarrhées, les inflammations de l'estomac et des voies urinaires, la gravelle, les catarrhes chroniques, les rhumes, la toux, l'épilepsie, les tumeurs et les suites de chutes.

Préparations. *Infusion* ou *décoction :* cônes ou sommités, 15 à 60 gr. par litre d'eau ; *dose :* 2 ou 3 tasses par jour.

A l'extérieur : cônes et sommités, 40 à 60 gr. par litre d'eau, pour lotions, injections et lavements ; cônes et feuilles en cataplasme dans les affections goutteuses.

HYSOPE. Famille *labiées.* Cette plante, vivace, croît spontanément sur les coteaux, les lieux montueux, les murailles ; on la cultive dans les jardins. (Juillet, septembre.)

Description. Tiges dures, presque simples, hautes de 60 à 80 cent.; feuilles vertes, opposées, très étroites, en forme de lance, aiguës; fleurs presque sans queue, réunies par paquets et formant des épis de fleurs bleues, roses ou blanches.

L'odeur de l'hysope est agréable et arômatique ; sa saveur est chaude, piquante et amère. Cette plante se récolte pendant sa floraison. On doit la conserver à l'abri de l'humidité.

Propriétés. L'hysope est tonique, stimulante, expectorante, sudorifique et diurétique. Elle s'emploie dans la faiblesse générale, de l'estomac et des intestins, le catarrhe pulmonaire, l'asthme, les rhumes et la toux ; dans le rhumatisme, les douleurs nerveuses de l'estomac, les coliques, les flatuosités, l'inflammation et les douleurs de reins, le catarrhe de la vessie, les pâles couleurs et la suppression des règles.

Préparations. *Infusion :* sommités fleuries, 10 à 20 gr. par litre d'eau; *dose :* 2 ou 3 tasses par jour; *sirop :* sommités fleuries, 20 gr. pour un quart de litre d'eau, sucre, 100 à 150 gr.; *dose :* 3 cuillerées par jour.

IMPÉRATOIRE. Impératoire commune, benjoin français, ostruche, ostrute, impératoire des montagnes; famille *ombellifères*. Cette plante, vivace, croît dans les pâturages montagneux; on la cultive dans les jardins. (Juillet, août.)

Description. Racine grosse, noueuse, garnie de fibres nombreuses, longues et rampantes; tige cylindrique, creuse, épaisse, haute de 50 à 80 cent.; feuilles portées sur des queues, composées de trois petites feuilles élargies, à trois divisions et dentées; fleurs blanchâtres, disposées en un grand parasol.

L'odeur de la racine d'impératoire peut être comparée à celle de l'angélique, mais elle est plus forte et moins agréable; sa saveur est âcre et arômatique. On la récolte l'hiver pour la conserver; après l'avoir coupée par rouelles, on la fait sécher. En vieillissant, elle perd la moitié de ses propriétés; on doit donc la choisir nouvelle, bien nourrie et odorante.

Propriétés. L'impératoire est tonique, excitante, apéritive et détersive. On l'emploie dans la faiblesse de l'estomac et des intestins, les fièvres intermittentes, les diverses paralysies, l'hydropisie, le catarrhe pulmonaire, l'asthme humide, les rhumes, la toux, les coliques, les flatuosités, les pâles couleurs, les flueurs blanches, l'inflammation des reins et de la vessie, la gravelle, l'engorgement des amygdales, les fluxions dentaires, la mauvaise haleine, les ulcérations de la bouche, le cancer du sein, la gale, les ulcères et ulcérations internes et externes.

Préparations. *Décoction* : racine, 20 à 40 gr. par litre d'eau ; *dose* : 2 ou 3 tasses par jour ; *sirop* : racine en poudre, 25 à 30 gr., eau, un quart de litre, sucre, 100 gr.; *dose* : 3 cuillerées par jour ; *vin* : racine en poudre, 40 gr. par demi-litre de bon vin blanc, infusée au bain-marie pendant quelques heures ; *dose* : 1 ou 2 tasses par jour.

A l'extérieur : décoction, racine, 30 à 50 gr. par litre d'eau, pour lotions, injections et gargarismes ; *pommade* : racine en poudre, 20 gr., axonge, 60 gr., pour frictions et pansements ; feuilles en cataplasmes ; racine en masticatoire.

JOUBARBE. Petite joubarbe, vermiculaire brûlante, sedon âcre, orpin brûlant, poivre des murailles, pain d'oiseau ; famille *crassulacées*. Cette plante, vivace, croît sur les vieilles murailles et dans les lieux secs, pierreux, sablonneux. (Juin, juillet.)

Description. Racine grêle, rampante, un peu fibreuse ; tiges nombreuses, peu rameuses, longues de 5 à 10 cent.; feuilles nombreuses, épaisses, droites, courtes, pressées, ovales, devenant jaunes en vieillissant; fleurs sans queue, d'un beau jaune, situées le long des rameaux.

Cette plante est inodore et d'une saveur chaude, piquante et âcre. On la cueille en septembre ou octobre, époque à laquelle elle a acquis toute sa vigueur; elle est souvent employée fraîche ; on la trouve verte pendant toute l'année.

Propriétés. La petite joubarbe est apéritive, fébrifuge, diurétique, détersive et résolutive. Elle s'emploie dans les fièvres intermittentes, l'hydropisie, l'épilepsie, la jaunisse, les pâles couleurs, le scorbut, la teigne, les ulcérations de la bouche, les plaies, les dartres, les brûlures, les ulcères anciens, les cors et les verrues.

Préparations. *Décoction :* feuilles et tiges, 10 à 20 gr. par litre d'eau ou de bière ; *dose :* 1 ou 2 tasses par jour.

A l'extérieur : suc des feuilles, une demi-tasse délayée dans un litre d'eau, pour lotions et gargarismes ; *suc pur*, pour lotions détersives, sur les plaies et les ulcères ; *topique :* feuilles pilées en cataplasme.

LAITUE. Famille *synanthérées.*

Description. Cette plante est cultivée dans les jardins et connue de tout le monde. On en connaît trois espèces bien distinctes et très constantes : la laitue frisée, la laitue romaine et la laitue pommée ; cette dernière est la plus usitée en médecine. Les tiges et les feuilles sont employées fraîches ; les semences sont récoltées à leur maturité.

Propriétés. La laitue est émolliente, calmante, antispasmodique, diurétique et légèrement narcotique. Elle convient dans les inflammations et irritations des yeux, de la gorge, de l'estomac, du foie, des intestins, des reins et de la vessie, certaines affections nerveuses, les douleurs nerveuses de l'estomac, la toux sèche et spasmodique et l'insomnie.

Préparations. *Décoction :* feuilles, 40 à 60 gr. par litre d'eau ; *dose :* 2 ou 3 tasses par jour, légèrement sucrée ; *suc :* 1 ou 2 demi-tasses par jour ; *décoction :* semences, 5 à 10 gr. par quart de litre d'eau ; *dose :* 1 ou 2 demi-tasses par jour.

A l'extérieur : décoction, feuilles, 40 à 60 gr. par litre d'eau, pour collyre, lotions, injections, gargarismes et lavements.

LAITUE SAUVAGE. Famille *synanthérées*. Plante bisannuelle qui croît dans les lieux incultes, les décombres, le long des haies, sur le bord des champs, des chemins, des fossés. (Juin, juillet.)

Description. Tige dressée, lisse, cylindrique, se ramifiant vers le sommet, et formant un bouquet chargé de fleurs; feuilles se succédant régulièrement, les inférieures grandes, arrondies et ondulées, les supérieures petites et aiguës; fleurs jaunes disposées en bouquet terminal, portées sur de courtes queues.

Cette plante est d'une odeur désagréable, d'une saveur amère et âcre. On la récolte un peu avant la floraison.

Propriétés. La laitue sauvage est calmante, laxative, diaphorétique, diurétique et légèrement narcotique. On l'emploie dans les affections nerveuses, les douleurs nerveuses de l'estomac, la manie, l'insomnie, les vues faibles et brouillardées, la phthisie, le catarrhe pulmonaire, l'asthme, l'irritation de poitrine, la pleurésie, l'angine, les rhumes et la toux, l'hydropisie, les coliques du foie, l'irritation et l'inflammation de l'estomac et des intestins, la jaunisse, la difficulté de respirer, les ulcérations internes et les panaris.

Préparations. *Suc* de toute la plante: 1 cuillerée à café ou ordinaire, dans une tasse de tisane de laitue commune, matin et soir.

A l'extérieur: décoction de toute la plante, 20 à 50 gr. par litre d'eau, pour lotions, injections, gargarismes et lavements; feuilles en cataplasmes. Le suc lactescent de laitue sauvage dissipe les brouillards des vues faibles en l'introduisant dans les yeux. Une ou deux gouttes pendant plusieurs jours suffisent pour obtenir un bon résultat.

LAURIER. Laurier d'Apollon, laurier ordinaire, franc, sauce ; famille *lauracées*. Cette plante, originaire des pays chauds, est généralement cultivée dans les jardins. (Juillet, août.)

Description. Tige forte, ligneuse, atteignant la hauteur de 4 à 8 mètres, à rameaux souples, droits, verdâtres, serrés contre le tronc ; feuilles se succédant régulièrement, dures, coriaces, lisses à leurs deux faces, toujours vertes, un peu ondulées sur leurs bords ; fleurs petites, d'un blanc jaunâtre, disposées dans les aisselles des feuilles en petits faisceaux ; fruit d'un bleu noirâtre, un peu charnu et renfermant un seul noyau.

Les feuilles et les baies de laurier ont une odeur arômatique, une saveur chaude, un peu amère et âcre. La récolte ne présente rien de particulier.

Propriétés. Les feuilles et les baies de laurier sont, à l'intérieur, excitantes, stomachiques, carminatives, diurétiques, sudorifiques, emménagogues, et à l'extérieur, elles sont toniques, calmantes, résolutives et détersives. On les emploie à l'intérieur, lorsqu'il n'existe pas d'irritation, dans la faiblesse de l'estomac, le manque d'appétit, les digestions difficiles, les flatuosités, le catarrhe pulmonaire, l'asthme humide, les rhumes chroniques, les écoulements muqueux, certaines affections nerveuses, la paralysie, la mélancolie, l'hydropisie, le rhumatisme et la goutte ; sur les tumeurs inflammatoires, les brûlures, les plaies, les ulcères et les panaris.

Préparations. *Infusion :* feuillles, 10 à 20 gr. par litre d'eau ; *dose :* 2 ou 3 tasses par jour ; *infusion :* baies concassées, 5 à 20 gr. par litre d'eau ; *dose :* 2 tasses par jour ; *décoction :* bois de laurier et bois de buis rapés, de chaque, 30 gr. dans un litre et demi d'eau, faire réduire à un litre, ajoutez un peu d'écorce de citron ; *dose :* 2 ou 3 verres par jour. dans les affections goutteuses et rhumatismales chroniques ; *vin :* poudre de baies de laurier et de genièvre, 15 gr. de chaque par litre de vin, vingt-quatre heures de macération ; *dose :* 1 ou 2 tasses par jour, comme diurétique.

A l'extérieur : décoction, feuilles, 20 à 50 gr. par litre d'eau ou de vin, pour lotions et fumigations. Feuilles percées de petits trous en cataplasmes, entre deux linges fins, sur les tumeurs, les engorgements, les plaies et les ulcères ; *huile :* feuilles et baies, 10 à 20 gr. par demi-livre d'huile d'olive, quatre jours de macération, pour frictions et lotions détersives ; *pommade :* feuilles et baies pilées, 20 gr., axonge, 40 gr., pour frictions et pansements.

LAVANDE. Lavande en épis, aspic, mâle, faux nard, aspic ; famille *labiées.* Cette plante croît spontanément dans les lieux secs et pierreux ; on la cultive dans les jardins. (Juin, juillet.)

Description. Tiges grêles, à rameaux droits, nombreux, longs d'environ 75 cent.; feuilles opposées, en forme de lance, étroites, d'un vert un peu blanchâtre ; fleurs d'un bleu violacé, quelquefois blanches, petites, formant un épi terminal allongé.

L'odeur de cette plante est forte, pénétrante et très agréable ; sa saveur est chaude et un peu amère. On doit la récolter avant l'entier épanouissement des fleurs ; la plante jouit alors de toute sa vigueur. Celle qu'on cultive dans les jardins est moins efficace.

Propriétés. La lavande est tonique, stimulante, excitante, résolutive et vermifuge. Elle convient dans les affections nerveuses et vermineuses, la faiblesse de l'estomac et des intestins, les catarrhes et les rhumes chroniques, l'asthme humide, la paralysie de la langue, le rhumatisme, les douleurs nerveuses de la tête; on doit s'en abstenir, dans tous ces cas, lorsqu'il y a chaleur, fièvre et congestion vers la tête. Elle convient aussi dans la mauvaise haleine, la dentition, les engorgements articulaires, les chutes, les contusions et les entorses.

Préparations. *Infusion :* sommités fleuries, 6 à 12 gr. par litre d'eau; *dose :* 1 ou 2 tasses par jour, et 2 ou 3 demi-tasses par jour pour les enfants; *huile :* sommités fleuries, 10 gr. dans une demi-livre d'huile d'olive, vingt-quatre heures de macération; *dose :* 2 ou 3 cuillerées à café par jour, comme vermifuge; *poudre :* sommités fleuries, 1 à 4 gr. dans 1 tasse de bon vin blanc, comme tonique.

A l'extérieur : infusion, sommités fleuries, 15 à 30 gr. par litre d'eau, pour lotions, gargarismes et fumigations; *vinaigre :* sommités fleuries, 20 gr. dans un quart de litre de bon vinaigre, pour le même usage. Sommités fleuries pour cataplasme. *Pommade :* suc des sommités fleuries, 20 gr.; suif, 40 gr., pour frictions dans les suites de chutes, contusions et entorses.

LICHEN D'ISLANDE. Mousse d'Islande, orseille d'Islande; famille *lichenacées.* Cette plante croit en touffes sur la terre, dans les prairies et dans les bois des montagnes, sur les rochers. (Septembre, octobre.)

Description. Ce lichen est composé de touffes serrées et entrelacées, sèches et coriaces; il est rouge à la base, gris blanchâtre à la partie supérieure, quelquefois garni de cils sur les bords de ses découpures, haut de 7 à 10 cent.

Le lichen est sans odeur, d'une saveur amère très marquée.

En récoltant le lichen, il faut avoir le soin de le séparer des corps étrangers, des mousses, etc. Celui que l'on récolte dans les prairies est plus développé.

Propriétés. Le lichen d'Islande est tonique, nutritif, excitant et adoucissant. Il convient dans la phthisie, les catarrhes pulmonaires et les rhumes chroniques, l'asthme humide, la toux rebelle, la coqueluche, la faiblesse de l'estomac et des intestins, les fièvres intermittentes, les hémorrhagies, l'épuisement et l'état de convalescence.

Préparations. *Décoction :* toute la plante, 15 à 30 gr. par litre d'eau réduit aux deux tiers; *dose :* 2 ou 3 tasses par jour, coupée avec autant de lait de vache; *sirop :* lichen, 20 gr., eau, un quart de litre, sucre, 150 à 200 gr., *dose :* plusieurs cuillerées par jour; *pâte :* lichen, 500 gr., gomme arabique, 2 kilogr. et demi, sucre blanc, 2 kilogr.; privez le lichen d'une partie de son principe amer par le lavage, faites bouillir, passez avec expression, ajoutez la gomme et le sucre, et évaporez jusqu'à consistance d'une pâte ferme; *dose :* 2 à 4 onces par jour.

LIERRE TERRESTRE. Glécome hédéracé, couronne de terre, herbe de Saint-Jean, rondelette, drienne; famille *labiées.* Cette plante, vivace, se trouve le long des haies et des murs, dans les fossés humides, les lieux frais et ombragés. (Juin, juillet.)

Description. Tiges menues, presque simples, quadrangulaires, rampantes à la base et redressées à la partie supérieure, surtout au moment de la floraison; feuilles portées sur des queues opposées, vertes, un peu velues, bordées de dents arrondies, queues des feuilles inférieures très longues et velues; fleurs bleuâtres ou rosées, réunies dans l'aisselle des feuilles au nombre de trois ou quatre.

Le lierre terrestre a une odeur forte, aromatique, une saveur balsamique, amère et un peu âcre. Il doit être récolté à la fin de juin ou au commencement de juillet, mondé de ses tiges et de ses queues, séché à l'étuve ou au soleil et conservé dans un lieu sec et à l'abri du contact de l'air.

Propriétés. Le lierre terrestre est tonique, excitant, résolutif et détersif. Il s'emploie dans la phthisie, le catarrhe pulmonaire, l'irritation de poitrine, l'asthme humide, les rhumes, l'angine, la toux, le crachement de sang, les coliques des femmes en couches, les plaies, les brûlures et les ulcères.

Préparations. *Infusion* ou *décoction :* feuilles et sommités, 15 à 30 gr. par litre d'eau ; *dose :* 2 tasses par jour ; *sirop :* suc, 100 gr., eau, 1 tasse, sucre, 100 gr ; *dose :* 3 cuillerées par jour. suc des feuilles et des sommités, 1 ou 2 demi-tasses par jour.

A l'extérieur : infusion, feuilles et sommités, 30 à 50 gr. par litre d'eau, pour lotions, injections et gargarismes. Feuilles en cataplasmes, pour calmer surtout les tranchées des femmes en couches.

LIN. Lin commun ; famille *linacées.* Cette plante, annuelle, croît naturellement dans les champs et est cultivée en grand. (Juin, juillet.)

Description. Tige de 40 à 70 cent., droite, menue, lisse, cylindrique, rameuse vers son sommet ; feuilles sans queue, éparses, lisses, d'un vert un peu bleuâtre, entières, dressées, pointues ; fleurs bleues, portées sur une queue, les unes le long de la tige, les autres terminales ; fruit : capsule globuleuse à cinq loges, une semence luisante, oblongue dans chaque loge.

La graine de lin est sans odeur et d'une saveur fade à l'état frais, rance lorsqu'elle est vieille. On la récolte au mois de juin ou de juillet.

Propriétés. La graine de lin est émolliente, adou-

cissante, apéritive et diurétique. Elle est généralement employée dans presque toutes les maladies
inflammatoires, telles que l'inflammation de l'estomac, des intestins, la diarrhée, les hémorrhagies
actives, l'inflammation de la vessie et des voies urinaires, des poumons, la pleurésie, le crachement
de sang, les hémorrhoïdes, les inflammations externes, les brûlures, les ulcères irrités et les plaies dou-
loureuses.

Préparations. *Infusion :* graine, 10 à 20 gr. par
litre d'eau, en ébullition pendant quelques minutes
seulement pour qu'elle ne soit pas trop épaisse ; *dose:*
3 tasses par jour ; *infusion* à froid : graine, 30 gr.,
réglisse en morceaux, 15 gr., eau bouillante, 1 litre,
deux heures de macération, passez ; *dose :* 3 tasses
par jour.

A l'extérieur : décoction, graines, 15 à 30 gr. par
litre d'eau, pour injections, lotions, lavements et
bains. Farine en cataplasmes.

LIS BLANC. Famille *liliacées.* Cette plante nous
vient de l'Orient ; on la cultive dans les jardins. (Juillet.)

Description. Racine bulbeuse, jaunâtre, ovale, écailleuse
en dehors, garnie en dessous de grosses fibres fasciculées ; tige
simple, droite, cylindrique, haute de 60 à 90 cent.; feuilles éparses, sans queue, ondulées, lisses, oblongues et un peu aiguës ;
fleurs blanches, grandes, portées sur des queues, disposées en
une grappe lâche et terminale.

Les fleurs de lis ont une odeur suave, mais en même temps
forte et pénétrante. On récolte les bulbes en tout temps et les
fleurs en juillet et août.

Propriétés. Le lis blanc est émollient, calmant,
résolutif et antispasmodique. Il convient dans cer-

4.

taines affections nerveuses, les irritations de l'estomac, les toux nerveuses, les irritations de poitrine,
l'inflammation des yeux, l'engorgement des mamelles, les tumeurs inflammatoires, les abcès, les furoncles, les brûlures, les panaris, les engelures et
les gerçures du mamelon.

Préparations. *Infusion* à froid : fleurs fraîches,
100 gr., eau, 1 litre, deux heures de macération,
passez ; *dose :* 2 ou 3 tasses par jour.

A l'extérieur : bulbe cuit sous la cendre pour cataplasmes ; *huile :* fleurs, 50 à 100 gr., huile, 1 demi-
livre, infusées au bain-marie pendant quelques heures, pour lotions et frictions.

LIVÈCHE. Livèche commune, âche de montagne,
persil de montagne, angélique à feuilles d'âche,
seseli ; famille *ombellifères.* Cette plante croît sur les
montagnes ; elle est cultivée dans les jardins. (Juin,
juillet.)

Description. Racine grosse, d'un brun roussâtre à l'extérieur, blanche à l'intérieur ; tiges creuses, droites, peu rameuses, hautes d'environ 2 mètres ; feuilles d'un vert peu foncé, grandes, deux fois ailées, à petites feuilles dentées, incisées ou divisées ; fleurs jaunâtres, disposées en parasol terminal ; fruit oblong
contenant deux graines nues.

La livèche est d'une odeur forte, d'une saveur âcre et aromatique. Sa récolte ne réclame aucun soin particulier.

Propriétés. La livèche est tonique, excitante,
antispasmodique, carminative, stomachique et emménagogue. Elle s'emploie dans la faiblesse de l'estomac et des intestins, les engorgements du foie et
des intestins, la jaunisse, la suppression des règles,
certaines affections nerveuses, le relâchement de la
matrice et la migraine.

Préparations. *Décoction :* racines, 15 à 25 gr. par litre d'eau ; *dose :* 2 ou 3 tasses par jour ; *infusion :* semences, 10 à 20 gr. par litre d'eau ; *dose :* 2 tasses par jour, *vin :* graines en poudre ; 20 gr. par demi-litre de vin blanc, vingt-quatre heures de macération, filtrez ; *dose :* 1 ou 2 tasses par jour.

LYCOPODE. Lycopode en massue, mousse terrestre, griffe-de-loup, pied-de-loup, soufre végétal, herbe à la teigne ; famille *lycopodiacées.* Cette plante croît sur les coteaux boisés, les bruyères, les lieux pierreux et couverts de bois. (Juillet, août.)

Description. Tiges dures, rameuses, rampantes, de 60 à 120 cent., couvertes de petites feuilles nombreuses, courtes, presque superposées, étroites, toujours vertes, terminées par un poil blanc très fin ; chaque rameau se terminant par deux ou trois épis droits, cylindriques, d'un blanc jaunâtre, couverts de petites écailles renfermant des capsules qui, à leur maturité, laissent échapper une poussière jaunâtre inflammable très abondante.

Le lycopode se récolte en juillet et août, et la poussière des capsules lorsque la floraison est développée.

Propriétés. Le lycopode est astringent ; il convient dans la diarrhée, les écoulements muqueux, les pertes séminales, les gerçures, les fissures, les excoriations et les inflammations externes.

Préparations. *Décoction :* feuilles, 60 gr., eau, demi-litre, réduit à moitié ; *dose :* 2 tasses par jour.

A l'extérieur : poudre des capsules, pour frictions et pour sécher les excoriations et faire passer les rougeurs inflammatoires qui accompagnent la diarrhée, et affectant les fesses, les aînes et les cuisses, et auxquelles sont sujets les personnes grasses et les enfants. On se préserve de la sueur des mains, quand on veut travailler à des ouvrages que cette sueur peut tacher ou altérer, en se les frottant souvent avec un peu de poudre de lycopode. Ce moyen ne nuit en aucune manière à la santé.

MARJOLAINE. Marjolaine des jardins, d'Angleterre, grand origan ; famille *labiées.* Cette plante, vivace, est cultivée dans les jardins. (Juillet, août.)

Description. Tiges dressées, rameuses, velues, anguleuses, hautes d'environ 50 cent. ; feuilles petites, opposées, ovales, portées sur des queues, d'une odeur forte, arômatique, cotonneuses, blanchâtres ; fleurs très petites, blanches ou rosées, disposées en épis courts et terminaux, dont l'ensemble forme une sorte de bouquet.

La marjolaine répand une odeur pénétrante, très agréable ; sa saveur est chaude, arômatique. Elle se récolte pendant la floraison. On doit la conserver dans des boîtes bien fermées, et à l'abri de l'humidité.

Propriétés. La marjolaine est tonique, stimulante, apéritive et antispasmodique. Elle convient dans la faiblesse générale, de l'estomac, des intestins et des voies urinaires, les affections nerveuses, la manie, la mélancolie, la migraine, les vertiges, l'épilepsie, la paralysie, le relâchement de la matrice, les varices et les plaies.

Préparations. *Infusion théiforme :* feuilles et sommités, 10 à 20 gr. par litre d'eau ; *dose :* 2 tasses par jour ; *sirop :* sommités, 30 gr., eau, un quart de litre, sucre, 100 gr. ; *dose :* 3 cuillerées par jour.

A l'extérieur : infusion, feuilles et sommités, 30 à 60 gr. par litre d'eau, pour lotions et injections ; *pommade :* suc des feuilles et des sommités, 30 gr., axonge, 60 gr., pour frictions et pansements ; poudre comme sternutatoire.

MARRUBE. Marrube blanc, commun, herbe vierge, marrochemin ; famille *labiées*. Cette plante, vivace, croît spontanément sur le bord des chemins, parmi les décombres et dans les lieux incultes. (Mai, octobre.)

Description. Tiges droites, dures, rameuses, couvertes d'un duvet blanchâtre ; feuilles épaisses, opposées, portées sur des queues cotonneuses, d'un vert un peu cendré, inégalement dentées ; fleurs blanches, petites, nombreuses, assemblées aux aisselles des feuilles ; semences nues, oblongues, situées au fond du calice.

L'odeur du marrube blanc, surtout à l'état frais, est forte, arômatique et comme musquée ; sa saveur est chaude, amère et un peu âcre ; on le récolte avant le complet développement des fleurs.

Propriétés. Le marrube blanc est tonique, stimulant, expectorant, emménagogue, vermifuge et détersif. Il convient dans la faiblesse générale, de l'estomac et des intestins, les affections rhumatismales, goutteuses, des voies urinaires et vermineuses, les fièvres continues, intermittentes et typhoïdes, la phthisie, les catarrhes pulmonaires, l'asthme humide, l'angine, les rhumes, la toux, la coqueluche, la perte de la voix, la fluxion de poitrine, la pleurésie, l'inflammation de la gorge, le crachement de sang, la jaunisse, les pâles couleurs, les flueurs blanches, la suppression des règles et l'inflammation de la matrice ; dans les affections scrofuleuses et scorbutiques, le carreau, l'inflammation de l'estomac, les vomissements, les engorgements externes, les ulcères internes et externes.

Préparations. *Infusion :* feuilles et sommités, 15 à 30 gr. par litre d'eau ; *dose :* 2 tasses par jour ; *suc* des feuilles et sommités : 1 tasse mélangée avec

1 tasse de lait de vache et un peu de miel, à prendre le matin ; *sirop :* suc des feuilles et sommités , 100 gr., eau , 1 tasse, sucre, 100 gr. ; *dose :* 3 cuillerées par jour ; *vin :* feuilles et sommités , 40 à 60 gr. par litre de bon vin blanc ou rouge , cinq jours de macération, filtrez ; *dose :* 1 ou 2 tasses par jour.

A l'extérieur : décoction, feuilles, 30 à 60 gr. par litre d'eau , pour lotions, injections et lavements ; feuilles en cataplasmes.

MATRICAIRE. Matricaire officinale , vulgaire , odorante, espargoutte ; famille *synanthérées.* Cette plante, bisannuelle , croît communément dans les champs , parmi les décombres ; on la cultive dans les jardins. (Juin , août.)

Description. Tiges droites , lisses , fermes , cannelées, hautes de 60 à 89 cent. ; feuilles se succédant régulièrement , portées sur des queues, d'un vert un peu cendré, à deux ou trois échancrures ; fleurs jaunes, portées sur des queues, disposées en bouquets à l'extrémité des rameaux et des tiges.

L'odeur de la matricaire est forte, résineuse et désagréable ; sa saveur chaude, amère et un peu âcre. On cueille les sommités, pour les conserver, avec une partie des tiges et des feuilles. On doit préférer les fleurs doubles, parce qu'elles ont plus d'arôme et par conséquent plus de vertu. La plante fraîche est aussi employée.

Propriétés. La matricaire est tonique, stimulante, emménagogue et antispasmodique. Elle convient dans la faiblesse générale et de la matrice, les affections vermineuses et nerveuses, la migraine , les coliques nerveuses, le gonflement du ventre et de l'estomac, les pâles couleurs , les flueurs blanches ; la suppression des règles, l'inflammation et l'engorgement de la matrice.

Préparations. *Infusion* : feuilles et fleurs, 10 à 20 gr. par litre d'eau ; *dose* : 2 ou 3 tasses par jour ; *suc* des feuilles et des fleurs, 2 ou 3 cuillerées par jour ; *sirop* : suc des feuilles et des fleurs, 60 à 100 gr., eau, un quart de litre, sucre 100 gr. ; *dose* : plusieurs cuillerées par jour ; *vin* : feuilles et fleurs, 40 à 60 gr. par litre de vin, quatre jours de macération et filtrez ; *dose* : 1 ou 2 tasses par jour.

A l'extérieur : infusion ou décoction, feuilles et fleurs, 25 à 50 gr. par litre d'eau ou de vin, pour lotions, injections et lavements ; feuilles en cataplasmes.

MAUVE. Mauve commune, grande mauve ; famille *malvacées*. Cette plante, vivace, se trouve dans les champs, les lieux incultes, au bord des chemins. (Juin, septembre.)

Description. Racines simples, épaisses, blanchâtres, un peu fibreuses, profondément enfoncées en terre ; tiges nombreuses, velues, divisées en rameaux étalés ; feuilles se succédant régulièrement, portées sur des queues, molles, vertes, échancrées à leur base, présentant deux ou sept divisions obtuses ; fleurs grandes, portées sur des queues, de couleur purpurine, éclosant pendant tout l'été.

La mauve est sans odeur ; sa saveur est fade et herbacée. On récolte les fleurs pendant l'été ; les feuilles, pour être conservées, sont cueillies au mois de juin ou de juillet.

Propriétés. La mauve est émolliente et adoucissante. Elle s'emploie dans toutes les inflammations internes et externes, des yeux, de la gorge, de poitrine, de l'estomac, du foie, des intestins, des reins, des voies urinaires, de la matrice et de la peau ; dans les irritations des voies respiratoires, l'angine, les rhumes, la toux sèche, les abcès, les tumeurs, inflammatoires, les furoncles et les rougeurs dela peau.

Préparations. *Infusion* ou *décoction* : fleurs, 10 à 15 gr. par litre d'eau ; *dose :* 3 tasses par jour ; *décoction :* feuilles ou racines, 15 à 30 gr. par litre d'eau ; *dose :* la même.

A l'extérieur : décoction, feuilles et racines, 40 à 60 gr. par litre d'eau, pour lotions, injections, gargarismes, bains et lavements : feuilles en cataplasmes.

MÉLILOT. Trèfle de cheval, mirlirot ; famille *légumineuses.* Cette plante, annuelle, croît le long des chemins et des haies. (Juin, juillet.)

Description. Tige droite, herbacée, rameuse, creuse, atteignant quelquefois 1 mèt. 50 cent. de hauteur ; feuilles se succédant régulièrement, portées sur des queues, lisses, d'un vert foncé, dentées, en forme de lance ; fleurs petites, jaunes, quelquefois blanches, disposées en une grappe allongée.

Le mélilot est d'une odeur suave, d'une saveur herbacée, amère et un peu âcre. Sa récolte se fait au mois de juin ou de juillet. On le porte au séchoir en petits paquets ou en guirlandes. On doit, pour le conserver, le tenir dans des boîtes bien fermées, à l'abri de l'humidité.

Propriétés. Le mélilot est tonique, émollient, expectorant et résolutif. On l'emploie dans les inflammations internes et externes, des yeux, de la gorge, de l'estomac, des intestins, des reins, de la vessie, des voies urinaires et de la matrice, la rétention d'urine, les coliques, le rhumatisme, les tumeurs inflammatoires, les abcès et les panaris.

Préparations. *Infusion :* sommités fleuries, 20 à 40 gr. par litre d'eau ; *dose :* 3 tasses par jour ; *sirop :* suc des sommités fleuries, 100 gr., eau, un quart de litre, sucre, 100 gr. ; *dose* : plusieurs cuillerées par jour.

A l'extérieur : décoction, sommités fleuries, 40 à 60 gr. par litre d'eau, pour lotions, injections, gargarismes bains et lavements. Sommités en cataplasmes.

MÉLISSE. Mélisse officinale, citronnelle, herbe de citron, piment des ruches ; famille *labiées*. Cette plante, vivace, croît dans les lieux incultes, le long des haies, aux lisières des bois ; on la cultive dans les jardins. (Juin, juillet.)

Description. Tiges lisses, quadrangulaires, rameuses, fibreuses, hautes d'environ 75 cent.; feuilles opposées, portées sur des queues, ovales, quelquefois en forme de cœur, d'un vert foncé, dentées à leur bord ; fleurs petites, blanches ou d'un rouge violacé, portées à l'extrémité d'une queue commune.

Toutes les parties de la mélisse exhalent, quand on les froisse entre les doigts, une odeur agréable de citron ; sa saveur est chaude, arômatique et un peu amère. La récolte de la mélisse se fait à l'époque de sa floraison. Elle doit être bien garnie de fleurs et pas trop grande. Après l'avoir mondée et disposée en guirlandes privées des racines et des tiges, on la fait sécher au soleil, ou mieux à l'étuve ; ensuite on les conserve dans un lieu sec.

Propriétés. La mélisse est tonique, stimulante, apéritive, antispasmodique et emménagogue ; on l'emploie dans la faiblesse générale, de l'estomac, des intestins et des voies urinaires ; dans les affections rhumatismales, goutteuses, nerveuses et du cœur, la mélancolie, la manie, les vertiges, la migraine, la paralysie, les douleurs nerveuses de la tête, les palpitations, les convulsions, le choléra, les catarrhes chroniques, la difficulté de respirer,

l'asthme humide , les rhumes, le gonflement du ventre , les vomissements, les digestions difficiles, les
flatuosités , les pâles couleurs, la suppression des
règles et les suites de chutes.

Préparations. *Infusion théiforme* à vase clos :
sommités fleuries, 10 à 20 gr. par litre d'eau ; *dose :*
2 ou 3 tasses par jour ; *sirop :* sommités, 25 gr., eau,
un quart de litre, sucre 100 à 150 gr. ; *dose :* plusieurs cuillerées par jour ; *vin :* feuilles et sommités,
60 gr. par litre de bon vin blanc ou rouge, quatre
jours de macération et filtrez, *dose :* 1 ou 2 tasses
par jour.

MENTHE. Menthe poivrée, anglaise ; famille
labiées. Cette plante est cultivée dans les jardins.
(Juillet, septembre.)

Description. Tiges nombreuses, droites, quadrangulaires,
légèrement velues, rameuses, hautes d'environ 30 cent. ;
feuilles opposées , portées sur des queues , dentées en scie, d'un
vert foncé en dessus, velues en dessous ; fleurs petites, rougeâtres ou violacées, formant un épi court, cylindrique et terminal.

La menthe poivrée est d'une odeur vive et balsamique ; sa
saveur est chaude , poivrée et un peu camphrée. Les feuilles se
récoltent en juillet, un peu avant la floraison ; on les emploie
sèches, on doit les conserver dans un lieu à l'abri de l'humidité.

Propriétés. La menthe poivrée est tonique, stimulante, excitante, antispasmodique, vermifuge et
emménagogue. Elle convient dans la faiblesse générale, de l'estomac , des intestins , des reins et des
voies urinaires, les affections nerveuses, goutteuses,
scrofuleuses et vermineuses, la mélancolie , les douleurs nerveuses de la tête et de l'estomac, les coliques , les convulsions, les flatuosités, le gonflement
du ventre, les vomissements, les hoquets, les indi-

gestions, la mauvaise haleine, la difficulté de respirer, l'asthme humide, la paralysie, le choléra, les fièvres intermittentes et typhoïdes, les pâles couleurs, la suppression des règles, la faiblesse de la matrice, les engorgements des mamelles, la dentition, les tumeurs, les plaies, les ulcères, la gale, les abcès froids, les contusions et les suites de chutes.

Préparations. *Infusion théiforme :* feuilles, 5 à 10 gr. par litre d'eau; *dose :* 2 ou 3 tasses par jour, légèrement sucrées; *sirop :* feuilles, 10 gr., eau, un quart de litre, sucre, 100 gr. ; *dose :* 2 ou 3 cuillerées par jour; *infusion :* feuilles, 5 gr., sommités fleuries de lavande, 5 gr., eau, un litre ; *dose :* 2 ou 3 demi-tasses par jour, légèrement sucrées, comme vermifuge, pour les enfants ; *poudre :* 1 à 3 gr. dans une tasse de vin blanc, comme tonique.

A l'extérieur : infusion, feuilles, 10 à 30 gr. par litre d'eau, pour lotions, injections et gargarismes; feuilles fraîches en cataplasmes ; poudre en sachet.

MÉNYANTHE. Trèfle d'eau, trifolié ; famille *gentianacées.* Cette plante, vivace, se trouve dans les marais, les étangs, les fossés humides. (Mai, juin.)

Description. Racine épaisse, cylindrique, rampante, marquée de cicatrices provenant de la chute des feuilles et couverte de fibres presque simples, assez nombreuses; feuilles portées sur de longues queues, composées de trois petites feuilles lisses, ovales, d'un vert foncé; fleurs formant une belle grappe à l'extrémité d'une hampe droite d'environ 25 cent.; chaque fleur, d'un blanc rosé, portée sur une queue.

Le trèfle d'eau est d'une odeur faible, d'une saveur nauséabonde et très amère. On se sert de la plante à l'état frais pendant la belle saison; on récolte les feuilles à la fin de l'été pour les conserver, après les avoir fait sécher avec soin.

Propriétés. La ményanthe est tonique, dépurative, fébrifuge, vermifuge et emménagogue. Elle convient dans la faiblesse générale, des intestins et des voies urinaires, les affections vénériennes, scrofuleuses, scorbutiques, rhumatismales, goutteuses, vermineuses et de la peau ; dans les fièvres intermittentes et éruptives, les engorgements des intestins et de la matrice, dans les ulcérations de la bouche, les plaies, les pustules et les ulcères internes et externes.

Préparations. *Infusion* ou *décoction* : feuilles, 20 à 40 gr. par litre d'eau ; *dose :* 3 tasses par jour ; *suc* des feuilles : 1 ou 2 tasses par jour ; *sirop* : feuilles, 30 gr.; eau, un quart de litre, sucre, 100 gr., *dose :* plusieurs cuillerées par jour.

A l'extérieur : décoction, feuilles, 30 à 50 gr. par litre d'eau, pour lotions, injections, gargarismes, bains et lavements ; feuilles en cataplasmes.

MERCURIALE. Mercuriale annuelle ou officinale, foirole, ortie bâtarde, rimberge ; famille *euphorbiacées.* Cette plante se rencontre dans les jardins négligés, les lieux cultivés, parmi les décombres, dans les terrains pierreux. (Mai, juillet.)

Description. Tige droite, lisse, cylindrique, à rameaux opposés, haute de 30 à 40 cent.; feuilles opposées, portées sur des queues, ovales, en fer de lance, très lisses, d'un vert clair, aiguës et dentées à leur bord ; fleurs petites, réunies en groupes un peu écartées et formant un épi allongé.

La mercuriale a une odeur fétide, une saveur amère et salée très désagréable. Elle s'emploie fraîche ; lorsqu'elle commence à jaunir, elle a beaucoup moins d'énergie et la dessiccation lui enlève ses propriétés.

Propriétés. La mercuriale est émolliente, laxative et légèrement purgative. Elle s'emploie dans les fièvres continues, intermittentes et typhoïdes; dans les irritations et inflammations des yeux, de la poitrine, de l'estomac, des intestins, des reins, de la vessie, de l'anus et de la peau, dans les constipations opiniâtres et les grossesses pénibles.

Préparations. *Décoction :* feuilles, 30 à 60 gr. par litre d'eau; *dose :* 1 ou 2 tasses par jour; *suc* des feuilles : 1 ou 2 demi-tasses par jour; *sirop :* suc des feuilles, 100 gr., eau, 1 tasse, sucre, 100 gr.; *dose :* 2 ou 3 cuillerées par jour.

A l'extérieur : décoction, feuilles, 40 à 60 gr., pour lotions, et pour lavements avec addition d'un peu de miel; feuilles en cataplasmes.

MILLEFEUILLE. Millefeuille commune, herbe aux charpentiers, herbe aux coupures, sourcil de Vénus; famille *synanthérées.* Cette plante, vivace, abonde dans les champs, les lieux incultes et sur le bord des chemins. (Juin, juillet, août.)

Description. Racine traînante, noirâtre, fibreuse; tiges droites, velues, cannelées, hautes de 50 à 60 cent.; feuilles longues et étroites, velues, à découpures nombreuses, se succédant régulièrement; fleurs blanches ou rosées, formant des bouquets compactes et terminaux.

La millefeuille a une odeur arômatique très faible; sa tige et ses feuilles ont une saveur astringente et amère; ses fleurs ont un goût légèrement arômatique. La récolte doit être faite, pour les feuilles et les sommités, pendant la floraison; la racine se récolte plus tard.

Propriétés. La millefeuille est tonique, stimulante, emménagogue, fébrifuge. Elle s'emploie dans

les affections nerveuses, rhumatismales et goutteuses, les fièvres intermittentes, la phthisie et le
catarrhe pulmonaire, l'asthme humide, la toux, la
fluxion de poitrine, les palpitations, les douleurs
nerveuses de l'estomac, les coliques, les flatuosités,
les convulsions, les hémorrhagies, les écoulements
muqueux, l'inflammation du canal urinaire, la suppression des règles, les hémorrhoïdes, la mélancolie,
l'épilepsie, la gravelle, les douleurs de dents, les
meurtrissures profondes, les gerçures, les ulcérations internes et externes.

Préparations. *Infusion* : sommités, 30 à 40 gr.
par litre d'eau ; *dose :* 2 ou 3 tasses par jour ; *suc*
des feuilles et des sommités : 1 tasse, le matin ; *sirop :*
suc des feuilles et des sommités, 40 à 50 gr., eau,
un quart de litre, sucre, 100 à 150 gr.; *dose :* plusieurs cuillerées par jour.

A l'extérieur : décoction, feuilles, sommités ou
racines, 30 à 60 gr. par litre d'eau, pour lotions,
injections, gargarismes, bains et lavements.

MUGUET. Muguet de mai, lis des vallées,
muguet des bois. Famille *asparaginées.* Cette plante,
vivace, vient spontanément dans les bois, les lieux
ombragés ; on la cultive dans les jardins. (Avril,
mai.)

Description. Tige herbacée, haute de 15 à 20 cent. et portant à son sommet une douzaine de petites fleurs suspendues à
une queue légère ; feuilles au nombre de deux, partant du bas,
ovales, en fer de lance ; fleurs blanches, portées sur des queues,
dirigées toutes du même côté ; fruit : baie ronde, tachetée avant
sa maturité, puis rouge quand il est mûr.

Les fleurs desséchées ont perdu leur principe odorant ; elles
ont alors une saveur âcre, amère et nauséabonde qu'elles com-

muniquent à leur infusion aqueuse. La racine et les baies sont d'une amertume intense. On récolte les fleurs au moment où elles s'ouvrent ; la racine, en toute saison. Il faut, pour conserver les fleurs et la racine, les faire sécher avec précaution à l'étuve.

Propriétés. Le muguet est tonique, stimulant, antispasmodique et légèrement purgatif. Il convient dans les fièvres continues, intermittentes, inflammatoires et typhoïdes, les engorgements des intestins, la migraine, les convulsions et l'épilepsie.

Préparations. *Infusion :* fleurs fraîches, 10 à 20 gr. par litre d'eau ; *dose :* 2 ou 3 tasses par jour ; *sirop :* fleurs, 50 gr., eau, un quart de litre, sucre, 100 à 150 gr.; *dose :* 2 ou 3 cuillerées par jour ; *poudre* des baies, 5 à 15 gr. dans un verre de vin blanc, contre l'épilepsie ; *décoction :* racine, 5 à 15 gr. par demi-litre d'eau ; *dose :* 1 ou 2 tasses par jour, comme purgatif.

NERPRUN. Nerprun purgatif, cathartique, officinal, bourg-épine, épine de cerf, noirprun ; famille *rhamnées.* Cet arbrisseau est très commun dans les taillis, les haies et les lieux incultes. (Avril, mai.)

Description. Tige droite, rameuse, à branches épineuses, d'environ 3 mèt. de hauteur ; feuilles se succédant régulièrement, portées sur des queues, d'un beau vert, arrondies ou ovales, finement et régulièrement dentées ; fleurs petites, d'un blanc terne, réunies en bouquets à l'aisselle des feuilles ; fruit : baies de la grosseur d'un pois, charnues, arrondies, vertes d'abord, puis noires en mûrissant, contenant quatre graines dures.

Les baies de nerprun sont remplies d'un suc vert, devenant d'un rouge violé très foncé, d'une odeur désagréable, d'une saveur amère, âcre et nauséabonde. Elles se récoltent en octobre lorsqu'elles s'écrasent aisément entre les doigts, et qu'elles donnent un suc rouge et gluant, qui passe au vert dès qu'il est en contact avec l'air.

Propriétés. Les baies de nerprun sont un purgatif énergique, commode et sûr. On l'emploie dans les engorgements du foie, des intestins, des testicules et des articulations; les affections des voies urinaires, l'apoplexie, les congestions cérébrales, la paralysie, le rhumatisme, la goutte, l'hydropisie le gonflement du ventre, la constipation, les tumeurs et les douleurs de dents.

Préparations. *Décoction :* baies, 5 à 8 par quart de litre d'eau; *dose :* 1 verre le matin; *suc* exprimé des baies : 2 ou 3 cuillerées; *sirop :* suc des baies, 60 gr., eau, 1 tasse, sucre, 100 gr.; *dose :* 2 ou 3 cuillerées par jour.

A l'extérieur : suc des baies, 40 à 60 gr. délayé dans un demi-litre d'eau, pour lavements.

NIGELLE. Nielle cultivée, de Crète, toute-épice, barbe de capucin, nielle romaine; famille *renonculacées*. Cette plante est cultivée dans les jardins. (Juin, août.)

Description. Tige droite, légèrement velue, rameuse, de 25 à 30 cent.; feuilles se succédant régulièrement, sans queue, aiguës, inégales; fleurs bleues ou blanchâtres, solitaires à l'extrémité des rameaux; semences noires ou grisâtres, rudes, comme chagrinées, obtuses d'un côté, pointues de l'autre.

La nigelle est d'une odeur arômatique, d'une saveur âcre, piquante. Les semences doivent être récoltées bien mûres.

Propriétés. Les semences de nigelle sont toniques, stimulantes, apéritives et emménagogues. Elles conviennent dans la faiblesse générale, de l'estomac, des intestins, de la vessie et de la matrice, l'engorgement du foie, des intestins et des mamelles, la suppression des règles et les tumeurs.

Préparations. *Décoction :* semences, 10 à 20 gr. par demi-litre d'eau ; *dose :* 1 ou 2 tasses par jour ; *sirop :* semences en poudre, 20 gr., eau, un quart de litre, sucre, 100 à 150 gr. ; *dose :* 3 ou 4 cuillerées par jour ; *vin :* semences en poudre, 25 gr. par demi-litre de bon vin blanc, deux jours de macération et filtrez ; *dose :* 1 ou 2 tasses par jour ; *pilules :* semences en poudre, 10 gr. avec quantité suffisante de miel pour en former 15 pilules, à prendre 2 chaque soir à l'époque de la venue des règles pour les provoquer.

NOYER. Noyer royal, commun, cultivé, goguer, gauquier ; famille *juglandées.*

Description. Ce grand et bel arbre, qui se trouve dans toutes les contrées de la France, est bien connu et n'a pas besoin de description. Les feuilles du noyer ont une odeur très forte, arômatique, quand on les froisse entre les doigts ; leur saveur, ainsi que celle des fleurs, est un peu amère, résineuse et piquante. Les feuilles et les fleurs se récoltent au printemps, les fruits verts au mois de juillet, les feuilles sèches conservent leurs propriétés.

Propriétés. Les différentes parties du noyer sont toniques, astringentes, sudorifiques, vermifuges, fébrifuges, emménagogues et détersives. Elles conviennent dans la faiblesse générale, de l'estomac, des intestins, des reins, des voies urinaires et de la matrice. Les affections vénériennes, scrofuleuses, scorbutiques, vermineuses et de la peau, les engorgements des amygdales, de l'estomac, des intestins et de la matrice, les hémorrhagies, la diarrhée, l'incontinence d'urine, les écoulements muqueux, les pâles couleurs, la jaunisse, la suppression des règles, l'érysipèle, le carreau, les pertes séminales, l'écoulement excessif des règles, les fièvres intermittentes, la teigne, les tumeurs, les suites de chutes, les plaies, les fissures, les ulcérations de la bouche, internes et externes, les ulcères de mauvais caractère, les pustules et pour faire passer le lait des nourrices.

Préparations. *Infusion :* feuilles, 15 à 20 gr. par litre d'eau ; *dose :* 2 tasses par jour ; *sirop :* feuilles ou fleurs, 25 gr., eau, un quart de litre, sucre, 150 gr.; *dose :* 2 ou 3 cuillerées par jour ; *vin :* feuilles en poudre, 25 gr. par demi-litre de bon vin blanc ou rouge, trois jours de macération et filtrez ; *dose :* 1 ou 2 tasses par jour.

A l'extérieur : décoction, feuilles, 30 à 60 gr. par litre d'eau, pour lotions, injections, gargarismes, fumigations, bains, lavements et pansements ; feuilles en cataplasmes.

NUMMULAIRE. Herbe aux écus, monnayère, herbe à cent maux ; famille *primulacées.* Cette plante, vivace, est très commune dans les bois, les prés, sur le bord des ruisseaux. (Juin, juillet.)

Description. Tiges rampantes, couchées, lisses, un peu rameuses, longues de 25 à 40 cent.; feuilles opposées, ovales, entières, portées sur de courtes queues ; fleurs jaunes, grandes, solitaires.

La nummulaire a une saveur un peu âpre et acide. Elle se récolte pendant toute la belle saison; sa dessiccation n'offre rien de particulier.

Propriétés. La nummulaire est tonique et astringente ; elle s'emploie dans la phthisie pulmonaire, le crachement de sang, les hémorrhagies, l'écoulement excessif des règles, les écoulements muqueux, les pertes séminales, le pissement de sang, l'inflammation de la vessie et du canal urinaire, la diarrhée, les écoulements excessifs des hémorroïdes, le relâchement de la matrice, les fissures et certaines affections scorbutiques.

Préparations. *Infusion* ou *décoction* : toute la plante, 30 à 60 gr. par litre d'eau ; *dose* : 2 ou 3 tasses par jour ; *suc* des tiges et des feuilles : 1 ou 2 demi-tasses par jour ; *vin* : tiges et feuilles, 40 à 60 gr. par litre de vin, quatre jours de macération et passez ; *dose* : 1 ou 2 tasses par jour.

A l'extérieur : décoction, tiges et feuilles, 60 gr. par litre d'eau ou de vin, pour lotions, injections, gargarismes et lavements.

ORANGER. Famille *aurantiacées.*

Description. Cet arbre, naturalisé en France, est généralement cultivé en caisse et ne dépasse pas la taille d'un arbrisseau ; il est assez connu pour n'avoir pas besoin d'être décrit. Les feuilles ont une odeur pénétrante et agréable quand on les presse entre les doigts ; les fleurs sont remarquables par la suavité de leur parfum ; les unes et les autres ont une saveur chaude et amère. On fait sécher à l'ombre les feuilles que l'on cueille sur les orangers ; celles qui sont tombées naturellement ont perdu une partie de leurs qualités ; on les conserve dans un lieu sec, à l'abri de la lumière. Il faut rejeter les feuilles jaunies ou tachetées. On peut employer les feuilles d'oranger fraîches.

Propriétés. Les feuilles et fleurs d'oranger sont toniques, stomachiques, fébrifuges, vermifuges, sudorifiques et antispasmodiques. On les emploie dans la faiblesse de l'estomac et des intestins, les indigestions, les flatuosités, les vomissements, la mauvaise haleine, les affections nerveuses, scorbutiques et vermineuses, les douleurs nerveuses de la tête, les vertiges, l'épilepsie, la mélancolie, les palpitations, l'asthme nerveux, la difficulté de respirer, la toux nerveuse, les hémorrhagies, les coliques, les écoulements muqueux et excessifs des règles et la diarrhée, les irritations de l'estomac et des voies urinaires, la difficulté d'uriner, les convulsions, les fièvres inflammatoires, intermittentes, typhoïdes et l'érysipèle.

Préparations. *Infusion* : feuilles ou fleurs, 10 à 20 gr. par litre d'eau ; *dose :* 2 ou 3 tasses par jour ; *suc* des feuilles fraîches : 1 tasse avec addition d'un peu de bon vin et de sucre, comme anti-épileptique ; *sirop* : écorce d'oranges a n ĉie 80 gr., eau, un quart de litre, sucre, 100 à 150 gr., douze heures d'infusion au bain-marie, passez et sucrez ; *dose :* plusieurs cuillerées par jour.

ORCHIS MALE. Patte de loup, salep français ; famille *orchidées*. Cette plante, vivace, croît dans les bois et dans les prairies humides. (Avril, mai.)

Description. Racine composée de deux tubercules charnus, ovales, allongés, inégaux, surmontés de plusieurs fibres simples ; tige droite, simple, lisse, nûe dans la partie supérieure ; feuilles se succédant régulièrement, oblongues, engaînantes, luisantes, d'un vert clair, quelquefois parsemées de taches noires, réunies à la base de la tige ; fleurs purpurines, disposées en un bel épi terminal de 10 à 12 cent. de longueur.

L'orchis mâle offre légèrement l'odeur de bouc, surtout lorsqu'il est réduit en poudre ; il se récolte en juillet, lorsque les fleurs et la tige meurent. On choisit les tubercules les plus beaux, on les dépouille de leurs fibres et de leur enveloppe , on les lave à l'eau froide , on les essuie et on les fait tremper pendant quelques minutes dans l'eau bouillante ; on les égoutte, on les enfile en manière de chapelet et on les expose au soleil, où ils acquièrent une consistance cornée ; ensuite on les réduit aisément en poudre et on en obtient une farine aussi blanche et aussi pure que le salep , qu'on fait venir à grands frais de la Perse et de la Turquie.

Propriétés. L'orchis mâle est tonique , stomachique , adoucissant et très nutritif. Il convient dans la faiblesse générale, l'irritation et l'inflammation de l'estomac et de la poitrine , la phthisie , le crachement de sang, la diarrhée, les fièvres continues, intermittentes et typhoïdes, la mélancolie et la convalescence.

Préparations. Le salep français préparé s'emploie comme aliment en gelée , soit avec le bouillon , soit avec l'eau ou le lait ; 20 gr. de salep pour 1 litre de liquide. On en met 3 gr. par tasse de chocolat préparé à l'eau ou au lait ; on peut aussi en faire des pâtes en y ajoutant du sucre et des arômates.

ORGE. Orge commune, cultivée, grosse orge, sucrion, scourgeon ; famille *graminées*. Cette plante, annuelle , est cultivée en grand. (Mai, juin.)

Description. Tiges droites, lisses , articulées, hautes de 1 mètre et quelquefois plus ; feuilles longues , aiguës, d'un vert clair, un peu rudes à leurs deux faces ; fleurs formant un épi un peu comprimé , presque à quatre faces , long d'environ 6 cent.; fruit : graines oblongues.

Dépouillées de leur enveloppe , les semences portent le nom d'orge mondée ; lorsqu'en les privant de leur écorce, on leur donne la forme ronde, elles portent le nom d'orge perlée ; réduites en farine grossière et séchées au four , elles constituent l'orge crue , griol ou gruau.

Propriétés. L'orge est émolliente, rafraîchissante, adoucissante et nutritive. Elle convient dans les irritations et inflammations des yeux, de la gorge, de poitrine, de l'estomac, du foie, des intestins, des reins, des voies urinaires, de l'anus et de la peau, les engorgements des mamelles, du foie, des intestins, des testicules et de la matrice, la phthisie pulmonaire, le crachement de sang, l'épui.ement, la paralysie, le scorbut, la goutte, les fièvres inflammatoires, intermittentes et typhoïdes, la difficulté d'uriner et les écoulements muqueux, les tumeurs inflammatoires, les abcès, les furoncles, les plaies, les ulcères de mauvais caractère et les ulcérations de la bouche.

Préparations. *Décoction :* graines, 50 à 100 gr. par litre d'eau ; *dose :* plusieurs tasses par jour ; on peut couper cette décoction avec du lait.

A l'extérieur : décoction, pour lotions, injections, gargarismes et lavements; farine en cataplasmes. On applique les cataplasmes de farine d'orge ou d'orge fermentée avec la bière bouillante, sur les plaies et les ulcères de mauvais caractère.

ORIGAN. Origan commun, grand origan, marjolaine sauvage, d'Angleterre; famille *labiées.* Cette plante, vivace, est très commune dans les lieux secs et montagneux, dans les bois et le long des haies. (Juillet, août.)

Description. Tiges dures, dressées, un peu velues, quadrangulaires, rougeâtres, rameuses à la partie supérieure, à rameaux opposés, hautes d'environ 60 à 75 cent. ; feuilles opposées, portées sur des queues, un peu velues en dessous, d'un vert foncé en dessus, en forme de cœur ; fleurs d'un rouge clair, ramassées en petites têtes portées sur des queues, rapprochées à la partie supérieure des rameaux et formant par leur réunion une sorte de grappe serrée.

L'origan a une odeur arômatique qui rappelle celle du thym, ou du serpolet, et une saveur chaude, amère et piquante. Il se récolte lorsqu'il est en fleurs ; on lui conserve ses qualités en le tenant enfermé dans un lieu tempéré.

Propriétés. L'origan est stimulant, stomachique, expectorant, sudorifique et emménagogue. Il convient dans la faiblesse générale, de l'estomac et dela matrice, les affections vénériennes et des voies respiratoires, le catarrhe pulmonaire, l'asthme humide, l'angine, les rhumes, la toux et la perte de la voix, les engorgements froids des intestins, le catarrhe de la vessie, les pâles couleurs, la mélancolie, la suppression des règles et l'érysipèle.

Préparations. *Infusion théiforme* : sommités fleuries, 10 à 20 gr. par litre d'eau ; *dose* : 2 ou 3 tasses par jour ; *sirop* : sommités fleuries, 30 gr., eau, un quart de litre, sucre, 100 à 150 gr.; *dose* : 3 cuillerées par jour ; *vin* : sommités fleuries en poudre, 30 à 40 gr. par demi-litre de vin blanc, trois jours de macération et filtrez ; *dose* : 1 ou 2 tasses par jour.

A l'extérieur : décoction, sommités fleuries, 40 à 60 gr. par litre d'eau, pour lotions, injections et lavements ; sommités en cataplasmes.

ORTIE. Ortie brûlante, piquante, grièche, petite ortie ; famille *urticacées*. Cette plante, annuelle, croît parmi les décombres, dans les lieux incultes et abandonnés, le long des haies ; dans les jardins. (Mai, octobre.)

Description. Racine pivotante ; tige de 30 à 50 cent., carrée, simple, garnie de poils brûlants ; feuilles opposées, portées sur des queues, ovales-oblongues, profondément dentées, couvertes de poils brûlants; fleurs verdâtres, très petites, en grappe.

L'odeur de cette plante est faible; sa saveur, d'abord herbacée, est ensuite aigrelette et astringente.

On peut aussi employer l'ortie dioïque, ou grande ortie, qui croît dans les mêmes lieux et dont les tiges sont hautes de 60 à 90 cent., quadrangulaires, velues; feuilles opposées, en forme de cœur, marquées de grosses dents sur les bords, un peu semblables à celle de la mélisse; fleurs herbacées, en grappes pendantes.

On peut recueillir ces deux plantes pendant tout l'été, pour les employer fraîches ou pour les faire sécher.

Propriétés. L'ortie brûlante ou grièche et l'ortie dioïque sont toniques, astringentes et détersives. On les emploie dans les affections de la peau, l'apoplexie, la paralysie, le choléra, la jaunisse, les hémorrhagies, le crachement de sang, la diarrhée, les flueurs blanches, l'écoulement excessif des règles, les pertes séminales, le relâchement de la luette, des gencives et de la matrice, l'angine, la perte de la voix, l'inflammation de la matrice et l'incontinence d'urine, les engorgements des amygdales, des gencives, des testicules et de la matrice, la gravelle, les tumeurs, les plaies, les fissures, les ulcérations de la bouche et les ulcères de mauvais caractère.

Préparations. *Infusion* ou *décoction :* tiges et feuilles, 30 à 60 gr. par litre d'eau; *dose :* 3 tasses par jour; *suc* de toute la plante : 1 ou 2 tasses par jour; *sirop :* toute la plante, 60 gr., eau, un quart de litre, sucre, 100 gr.; *dose :* plusieurs cuillerées par jour; *vin :* ortie brûlante, 30 à 60 gr. par litre de vin, infusée au bain-marie pendant quelques heures, pour injections, gargarismes et pansements; *décoc-*

tion : toute la plante, 60 à 80 gr. par litre d'eau, pour lotions, injections, gargarismes et lavements ; feuilles fraîches ou sèches en cataplasmes. On se sert du suc d'ortie, en introduisant une éponge qui en est humectée, dans l'utérus, dans les cas d'hémorrhagie et de relâchement.

OSMONDE. Osmonde royale, aquatique, fleurie, royale ; famille *fougères*. Cette plante se trouve dans les bois humides, les fossés des prairies tourbeuses, les lieux marécageux, incultes, abandonnés. (Juin, septembre.)

Description. Racine épaisse, rampante ; feuilles inférieures grandes, hautes de 50 cent., à divisions opposées, oblongues, en fer de lance, sans queue, à petites feuilles se succédant régulièrement, étroites, ovales, lisses, marquées sur la surface inférieure de nervures assez apparentes.

L'osmonde est d'une odeur nauséabonde, d'une saveur d'abord douceâtre, puis un peu astringente et amère ; sa racine se cueille en été.

Propriétés. L'osmonde est tonique, apéritive, astringente et vermifuge. Elle convient dans la faiblesse générale, de l'estomac, des intestins et des voies urinaires, les affections scorbutiques, goutteuses et vermineuses, l'hydropisie, le carreau, le mal de reins, la gravelle, les engorgements des intestins et les suites de chutes.

Préparations. *Décoction* à vase clos : racine, 30 à 60 gr. par litre d'eau, réduite aux trois quarts; *dose :* 2 ou 3 tasses par jour ; *sirop :* racine en poudre, 30 à 40 gr., eau, un quart de litre, sucre, 100 à 150 gr.; *dose :* plusieurs cuillerées par jour.

5.

PARIÉTAIRE. Pariétaire officinale, herbe de Notre-Dame, herbe des murailles, casse-pierre; famille *urticacées*. Cette plante, vivace, croît dans les fentes des vieux murs, dans les décombres. (Mai, septembre.)

Description. Tiges d'environ 60 cent., tendres, droites, cylindriques, rameuses, quelquefois un peu rougeâtres; feuilles portées sur des queues, se succédant régulièrement, simples, ovales, en fer de lance, un peu luisantes en dessus, velues en dessous; fleurs petites, velues, d'un blanc verdâtre, réunies par petits pelotons le long des tiges et des rameaux.

Cette plante est inodore; sa saveur est herbacée; elle s'emploie fraîche pendant tout l'été. Elle doit être séchée promptement à l'étuve si on veut la conserver.

Propriétés. La pariétaire est rafraîchissante, émolliente, adoucissante et diurétique. Elle convient dans les irritations et les inflammations des yeux, de la gorge, de poitrine, des reins, des voies urinaires et de la peau, l'hydropisie, le gonflement du ventre, la difficulté d'uriner, l'inflammation du canal urinaire, les écoulements muqueux et les tumeurs inflammatoires.

Préparations. *Infusion :* toute la plante, 20 à 40 gr. par litre d'eau; *dose :* 2 ou 3 tasses par jour; *sirop :* suc, 100 gr., eau, un quart de litre, sucre, 100 gr.; *dose :* plusieurs cuillerées par jour.

A l'extérieur : décoction, toute la plante, 40 à 60 gr. par litre d'eau, pour lotions, injections et lavements; toute la plante en cataplasmes.

PATIENCE. Patience officinale, commune, des jardins, grande patience, parelle, dogue; famille *polygonacées*. Cette plante croît dans les pâturages des montagnes, et est cultivée dans les jardins. (Juin, août.)

Description. Racines grosses, fort longues, fibreuses, pivotantes, brunes en dehors, jaunes en dedans ; tiges fortes, droites, cannelées, hautes d'environ 1 mètre 50 cent., un peu rameuses ; feuilles ovales, grandes, allongées, portées sur des queues se succédant régulièrement ; fleurs verdâtres, petites, formant des sortes d'épis terminaux.

L'odeur de la racine de patience est faible ; sa saveur est un peu amère et acerbe. Elle peut se récolter en toute saison. Plus elle est fraîche, plus elle est active. Mais si on veut la conserver, il faut la recueillir au milieu ou vers la fin de l'été, et la choisir grosse au moins comme le doigt. Pour la faire sécher au soleil ou à l'étuve, on la coupe en rouelles ou on la fend, après en avoir séparé les fébrilles. Quand la dessiccation n'est pas complète, cette racine moisit bientôt, si on la place dans un lieu humide.

Propriétés. La racine de patience est tonique diaphorétique, dépurative et légèrement purgative. Elle convient dans les affections vénériennes, rhumatismales, scorbutiques, de la peau, éruptives et des voies urinaires, l'hydropisie, la paralysie, les engorgements des intestins, la jaunisse, le croup, les hémorrhoïdes et les flueurs blanches ; elle convient aussi contre les dartres, les tumeurs, les abcès, les pustules et les ulcères.

Préparations. *Décoction :* racine, 30 à 60 gr. par litre d'eau ; *dose :* 2 ou 3 tasses par jour ; *suc des* feuilles, 1 ou 2 demi-tasses par jour.

A l'extérieur : décoction, racine, 40 à 60 gr. par litre d'eau, pour lotions, injections et lavements ; feuilles en cataplasmes.

PAVOT. Pavot somnifère, des jardins, blanc, pourpre ; famille *papaveracées.* Cette plante est cultivée dans les champs et dans les jardins. (Juin, septembre.)

Description. Tiges d'environ 1 mètre, peu rameuses, d'un vert bleuâtre, cylindriques ; feuilles se succédant régulièrement, d'un vert bleuâtre, inégalement dentées, lisses à leurs deux faces ; fleurs grandes, terminales, solitaires ; fruit : capsules globuleuses, très grosses, lisses, ovales, remplies d'une multitude de semences très petites, noires, quelquefois blanches.

Le pavot a une odeur légèrement vireuse, une saveur un peu âcre et amère. Les capsules ou têtes de pavot blanc doivent être recueillies avant la maturité des graines, lorsqu'elles sont encore pleines de suc.

Propriétés. Les têtes de pavot blanc sont calmantes et narcotiques. On les emploie dans les affections rhumatismales et goutteuses, les fièvres continues, intermittentes et typhoïdes, les irritations et inflammations des yeux, de poitrine, des intestins, des voies urinaires, de l'anus et de la peau, les coliques, la diarrhée, les vomissements, les écoulements muqueux, la difficulté d'uriner, le catarrhe de la vessie, l'inflammation du canal urinaire et de la matrice, le crachement de sang, le catarrhe pulmonaire, l'angine, la toux, la coqueluche, les névralgies, l'épilepsie, la manie, les douleurs nerveuses de la tête, les douleurs de dents et l'insomnie ; on les emploie aussi pour faire passer le lait des nourrices, contre les douleurs du cancer, les tumeurs inflammatoires, les brûlures, les pustules, les piqûres, les suites de chutes et les ulcères anciens.

Préparations. *Infusion* ou *decoction* : têtes, 2 à 30 gr. par demi-litre d'eau ; *dose* : 1 ou 2 tasses par jour ; on peut ajouter à cette décoction un cœur de laitue et la couper même avec du lait. Il est prudent de n'administrer d'abord les préparations de têtes de pavot à l'intérieur qu'à petites doses, que l'on augmente graduellement.

A l'extérieur : décoction, têtes de pavot, 20 à 50 gr. par litre d'eau, pour lotions, injections, fumigations, lavements, bains et gargarismes; en cataplasmes avec la farine de graine de lin ou de racine de guimauve, contre les inflammations externes. Le suc des feuilles de pavot, appliqué sur la piqûre des guêpes et des abeilles, fait cesser la douleur instantanément.

PÊCHER. Famille *rosacées.*

Description. Le pêcher, arbre fruitier de moyenne grandeur, est cultivé dans diverses contrées de la France. Les fleurs de pêcher ont une odeur douce, très faible; les feuilles sont inodores; les feuilles et fleurs ont une saveur amère analogue à celle du laurier-cerise. Les fleurs se cueillent en mars et avril, les feuilles pendant tout l'été; celles-ci perdent un peu de leur amertume et de leur vertu par la dessiccation; on les conserve dans des boîtes bien fermées.

Propriétés. Les feuilles et les fleurs de pêcher sont purgatives, diurétiques, vermifuges et calmantes. Elles conviennent dans les affections vermineuses, les engorgements et les embarras de l'estomac et des intestins, les coliques, les constipations, les douleurs nerveuses d'estomac, les fièvres intermittentes et typhoïdes, la rougeole, la coqueluche, le catarrhe de la vessie, la gravelle, les inflammations des reins internes et externes, la paralysie, l'insomnie, les dartres, les tumeurs, les douleurs locales, l'engorgement des mamelles et les ulcères de mauvais caractère.

Préparations. *Infusion* : feuilles, 15 à 45 gr. pour 1 demi-litre d'eau ou de lait ; *dose* : 1 ou 2 tasses par jour ; demi-dose pour les enfants ; *infusion* : fleurs sèches, 15 à 30 gr. pour 1 demi-litre d'eau ou de lait, *dose* : 1 ou 2 tasses par jour ; *sirop* : fleurs , 60 gr. ; eau , un quart de litre, sucre, 100 à 150 gr. ; *dose* : 2 ou 3 cuillerées à café par jour pour les enfants ; 3 cuillerées ordinaires par jour pour les adultes.

A l'extérieur : décoction , feuilles ou fleurs , 40 à 60 gr. par litre d'eau , pour lotions et lavements ; feuilles pilées en cataplasmes appliquées sur le ventre, comme vermifuge et comme calmant résolutif sur les tumeurs, les ulcères, les dartres, les douleurs locales et les inflammations externes.

PENSÉE SAUVAGE. Violette des champs, petite jacée , fleur de la Trinité ; famille *violacées*. Cette plante, annuelle, est très commune dans les champs sablonneux. (Avril, octobre.)

Description. Racines fibreuses, chevelues; tiges rameuses, étalées ou montantes, lisses, herbacées ; les feuilles inférieures, portées sur des queues , ovales, en forme de cœur à leur base; les supérieures très étroites, dentées, sans queue, se succédant régulièrement.

La pensée sauvage a une odeur peu remarquable, une saveur un peu salée et amère. On la récolte pendant toute la belle saison. On doit la faire sécher promptement à l'étuve pour la conserver.

Propriétés. La pensée sauvage est dépurative, laxative, diaphorétique et diurétique. Elle convient dans les affections vénériennes , scrofuleuses, rhumatismales, goutteuses et de la peau; la teigne , les croûtes laiteuses , les dartres, la gale , la paralysie , les engorgements lymphatiques et de la matrice et les tumeurs.

Préparations. *Infusion* ou *décoction :* plante fraîche ou sèche, 30 à 60 gr. par litre d'eau; *dose :* 2 ou 3 tasses par jour; *sirop :* plante fraîche ou sèche, 30 à 50 gr., eau, un quart de litre, sucre, 100 à 150 gr. ; *dose :* 2 ou 3 cuillerées par jour; *poudre:* 2 à 4 gr. dans une tasse de lait.

PERSICAIRE. Poivre d'eau, polygone, renouée âcre, curage, piment d'eau, famille *polygonacées.* Cette plante, annuelle, croît dans les lieux humides, les fossés, les marais, les terrains tourbeux. (Juillet, octobre.)

Description. Racines fibreuses ; tige lisse, cylindrique, noueuse, souvent rougeâtre, un peu rameuse, droite; feuilles simples, lisses, se succédant régulièrement, en fer de lance, aiguës, ayant de courtes queues; fleurs disposées en épis lâches, grêles, simples ou à peine rameux, blanchâtres ou rosées.

La persicaire âcre est inodore ; sa saveur est âcre, poivrée et même brûlante. On peut la récolter pendant tout l'été; elle perd une grande partie de ses propriétés par la dessiccation.

Propriétés. La persicaire est excitante, diurétique et détersive. Elle convient dans les affections scorbutiques et de la peau, les engorgements du foie, de la rate et des intestins, lorsqu'il n'y a pas d'inflammation, l'hydropisie, le gonflement du ventre, le catarrhe de la vessie, la gravelle, l'angine, la mauvaise haleine, la gale, les douleurs de dents, les ulcérations de la bouche et des fosses nasales et les ulcères de mauvais caractère.

Préparations. *Infusion :* toute la plante, 10 à 20 gr. par litre d'eau ; *dose :* 1 ou 2 tasses par jour.

A l'extérieur : décoction, toute la plante, 20 à 40 gr. par litre de vin , pour lotions, injections et gargarismes.

PHELLANDRE. Fenouil aquatique, ciguë phellandre, millefeuille aquatique, persil des fous, amanthe phellandre ; famille *ombellifères.* Cette plante est commune dans les lieux humides, les étangs, les marais, les fossés. (Juin , juillet.)

Description. Tiges épaisses, creuses , dressées, hautes de 35 à 70 cent., divisées en rameaux nombreux et très ouverts ; feuilles lisses, deux ou trois fois ailées, à petites feuilles allongées et étroites, un peu ovales ; fleurs blanches, petites, disposées en parasols terminaux, portées sur de courtes queues ; fruit lisse, ovale, composé de deux graines appliquées l'une sur l'autre.

Les graines de phellandre ont une odeur forte , arômatique , désagréable et une saveur âcre. Elles sont recueillies à leur maturité ; à cause de l'huile essentielle qu'elles contiennent, on doit les tenir dans des vases bien fermés et dans un endroit sec.

Propriétés. Le phellandre est excitant , diaphorétique et diurétique Il convient dans les affections scrofuleuses, scorbutiques, nerveuses et de poitrine, la phthisie et le catarrhe pulmonaire , l'asthme , la toux , la coqueluche et le crachement de sang, les fièvres intermittentes, l'hydropisie , la mélancolie et les ulcères de mauvais caractère.

Préparations. *Infusion :* semences, 20 à 60 gr. par litre d'eau bouillante ; *dose :* 2 ou 3 tasses par jour ; *sirop :* semences , 150 gr., eau , un demi-litre, filtrez et ajoutez sucre, une livre ; *dose :* plusieurs cuillerées par jour,

A l'extérieur : pommade, semences en poudre, 15 gr., axonge, 30 gr., pour frictions et pansements.

PIED D'ALOUETTE. Dauphinelle des blés, consoude ; famille *renonculacées.* Cette plante, annuelle, est commune dans les blés. (Juin, juillet.)

Description. Racine très petite, en forme de fuseau ; tiges dressées, velues, à rameaux étalées, hautes de 40 à 50 cent.; feuilles velues, à petites feuilles très petites, les feuilles inférieures portées sur des queues, les supérieures presque sans queue ; fleurs le plus souvent bleues, quelquefois roses ou blanches, disposées en grappes lâches et irrégulières.

Cette plante est inodore et d'une saveur amère, surtout les fleurs. On la cueille pendant la floraison ou lorsque les fleurs commencent à s'épanouir. La conservation ne présente rien de particulier.

Propriétés. Le pied d'alouette est diurétique et vermifuge. On l'emploie dans les affections vermineuses, des voies urinaires et de la peau, les engorgements des amygdales et des intestins, les coliques, l'hydropisie, le gonflement du ventre, la gravelle, l'inflammation des yeux, la difficulté de respirer, la teigne, la gale et les affections pédiculaires.

Préparations. *Infusion :* toute la plante, 20 à 40 gr. par demi-litre d'eau ; *dose :* 1 ou 2 tasses par jour ; *décoction :* semences, 15 à 25 gr. par litre d'eau ; *dose :* 1 ou 2 tasses par jour.

A l'extérieur : décoction, semences, 20 à 40 gr. par litre d'eau, pour lotions, frictions et lavements.

PIGAMON. Thalictron jaunâtre, pied de milan, rhubarbe des pauvres, fausse rhubarbe, rue des prés ; famille *renonculacées.* Cette plante, vivace, croît dans les prés humides et marécageux. (Juin, juillet.)

Description. Racine jaunâtre, rampante ; tige droite, herbacée, haute de 80 cent. à 1 mètre 50 cent.; feuilles se succédant régulièrement, portées sur des queues, à trois divisions ou ailées, feuilles supérieures à divisions plus étroites; fleurs jaunâtres disposées en bouquets terminaux.

La racine, qui est inodore, est remplie d'un suc jaunâtre, d'une saveur douce et amère. Elle se récolte en automne ou au printemps, et les feuilles un peu avant l'épanouissement des fleurs.

Propriétés. La racine de pigamon est purgative, apéritive, diurétique et fébrifuge. Elle s'emploie dans les engorgements et les embarras de l'estomac et des intestins, la constipation, la jaunisse, l'hydropisie, le gonflement du ventre, les fièvres intermittentes et typhoïdes.

Préparations. *Décoction :* racine, 30 à 60 gr. pour un quart ou un demi-litre d'eau ; *dose :* 1 ou 2 tasses par jour ; *décoction :* feuilles, 20 à 50 gr pour un quart de litre d'eau ; *dose :* 1 ou 2 tasses par jour.

A l'extérieur : décoction, feuilles, 30 à 60 gr. par demi-litre d'eau, pour lavements.

PISSENLIT. Pissenlit officinal, dent de lion, pichaulit, florion d'or ; famille *synanthérées*. Cette plante, vivace, se rencontre dans les prairies, les pâturages, sur le bord des chemins. (Mai, septembre.)

Description. Racine assez longue, presque aussi grosse que le doigt, d'un brun rougeâtre en dehors, blanche et pleine de suc en dedans ; pas de tige ; feuilles longues, découpées profondément ; fleur jaune, grande, terminale, solitaire, sur une hampe de 10 à 30 cent. de longueur ; fruit : graines oblongues, surmontées d'une aigrette plumeuse.

Le pissenlit est sans odeur ; sa saveur est d'une amertume qui n'est pas désagréable. On le récolte en toute saison, excepté quand il est jeune ; on l'emploie toujours frais, bien qu'on puisse conserver sa racine comme celle de chicorée.

Propriétés. Le pissenlit est tonique, diurétique, antiscorbutique et dépuratif. Il est employé dans les affections vénériennes, scorbutiques et de la peau, la faiblesse générale et des organes digestifs, les engorgements du foie, de la rate et des intestins, la jaunisse, l'hydropisie, les fièvres intermittentes et typhoïdes et la migraine.

Préparations. *Infusion* ou *décoction* : racines ou feuilles, 30 à 60 gr. par litre d'eau ; *dose* : 2 ou 3 tasses par jour ; *suc* exprimé des feuilles : 2 demi-tasses par jour ; feuilles en salade.

PIVOINE. Pivoine officinale, mâle, pione, rose de Notre-Dame, herbe sainte Rose, fleur de Mallet; famille *renonculacées.* Cette plante, vivace, croît dans les prairies et les bois montueux. (Mai, juin, juillet.)

Description. Racines grosses, pivotantes, charnues, rougeâtres à l'extérieur, blanches à l'intérieur; tige très courte, rameaux un peu anguleux, lisses, quelquefois un peu rougeâtres ; feuilles se succédant régulièrement, charnues, portées sur des queues, lisses et vertes en dessus, un peu blanchâtres en dessous; fleurs régulières, grandes, solitaires, terminales, d'un beau rouge vif, soutenues par une longue queue ; fruit : deux ou trois capsules ovales, velues, renfermant des semences nombreuses, rouges ou noires, luisantes, du volume d'un pois.

Les fleurs de pivoine ont une odeur un peu nauséabonde, assez forte et désagréable ; leur saveur est acerbe, amère et un peu âcre. L'odeur de la racine est aromatique, forte, pénétrante lorsqu'on la coupe ; sa saveur est amère, acerbe et nauséabonde. La semence est inodore, huileuse et d'une saveur presque insipide. Les racines peuvent être récoltées en tout temps pour être employées fraîches. Pour les conserver, il faut les arracher en automne et les faire sécher au soleil ou à l'étuve. On récolte les fleurs en mai et juin. La pivoine à fleurs simples est plus active que celle à fleurs doubles.

Propriétés. La pivoine est tonique, antispasmodique et légèrement narcotique. Elle convient dans les affections nerveuses, la migraine, l'épilepsie, les convulsions, les coliques, la coqueluche, les toux nerveuses, les engorgements des intestins, la faiblesse et le relâchement de la matrice.

Préparations. *Infusion* ou *décoction* : racine, 30 à 60 gr. par litre d'eau ; *dose :* 1 ou 2 tasses par jour ; *sirop :* fleurs, 100 gr., eau, un quart de litre, sucre, 100 à 150 gr. ; *dose :* plusieurs cuillerées par jour ; *poudre :* de la racine, 2 à 4 gr.; des semences, 1 à 2 gr., en pilules ou dans une tasse de tisane ou de lait ; *suc* de la racine fraîche : 1 ou 2 demi-tasses par jour. Ce suc et la décoction de racine fraîche sont préférables aux autres préparations.

POLYGALA. Laitier, herbe au lait, polygalon ; famille *polygalacées*. Cette plante croît dans les prairies sèches, le long des lisières des bois et sur les pelouses des collines. (Mai, juin, juillet.)

Description. Racines dures, petites, filamenteuses et jaunâtres; tiges herbacées, menues, droites ou rampantes, longues d'environ 25 à 30 cent.; feuilles sans queue, se succédant régulièrement, lisses, étroites, en fer de lance, d'un vert pâle; fleurs le plus souvent bleues, quelquefois roses ou violettes, disposées en grappes terminales.

L'odeur du polygala vulgaire est presque nulle; sa saveur est légèrement amère et comme sucrée dans les racines et les fleurs. La récolte se fait pendant la floraison. Sa conservation n'offre rien de particulier.

Propriétés. Le polygala est tonique, expectorant et sudorifique. Il convient dans les affections de poitrine, rhumatismales et vénériennes, le catarrhe pulmonaire, l'asthme humide, les rhumes, l'angine, la perte de la voix, l'inflammation de la gorge, la toux, le croup, l'érysipèle, la rougeole et la pleurésie.

Préparations. *Infusion :* toute la plante, 30 à 60 gr. par litre d'eau; *dose :* 2 ou 3 tasses par jour, que l'on peut couper avec autant de lait de vache; *décoction :* racine, 30 à 60 gr. par litre d'eau; *dose :* la même que la précédente; *sirop :* racine, 25 à 40 gr., eau, un quart de litre, sucre, 100 à 150 gr.; *dose :* plusieurs cuillerées par jour.

POLYPODE. Polypode de chêne, commun; famille *fougères.* Cette plante, vivace, croît sur le pied des vieux chênes, dans les lieux pierreux, sur les montagnes ombragées et les rochers. (Août, septembre.)

Description. Racine : souche dure, épaisse, roussâtre, de la consistance du bois, écailleuse, horizontale, atteignant quelquefois la grosseur du petit doigt, garnie de petites fibres nombreuses et noirâtres; feuilles d'environ 20 à 30 cent.; droites, lisses, en fer de lance; portées sur de longues queues, divisées profondément en petites feuilles dentées, réunies plusieurs ensemble à leur extrémité. Les fleurs ne sont pas apparentes.

La racine de polypode est d'une saveur douceâtre, sucrée, légèrement amère, acerbe et nauséabonde. Sa récolte n'offre rien de particulier. La vétusté détruit les propriétés de cette racine.

Propriétés. Le polypode est purgatif et vermifuge. Il convient dans les engorgements du foie, de la rate et des intestins, les affections vermineuses, goutteuses et cancéreuses.

Préparations. *Décoction :* racine en poudre, 30 à

60 gr. par litre d'eau ; *dose :* 1 ou 2 tasses par jour ;
poudre : 20 gr. dans un quart de litre de bouillon de
veau ; *dose :* 1 ou 2 tasses par jour.

PRÊLE. Queue de cheval, de renard ; famille
équisétacées. Cette plante est très commune dans
les champs humides et sablonneux, dans les fossés
et le long des haies. (Avril, mai, juin.)

Description. Racines fibreuses ; tiges, les unes stériles,
creuses, garnies d'anneaux, hautes de 30 ou 40 cent., munies à
chaque nœud d'une gaîne, dentées ou crénelées, courtes, noirâtres, de 10 ou 15 feuilles ou rameaux ; les autres, portant les
fruits, plus grosses, paraissant les premières, simples, nues,
à gaînes plus larges et plus profondément dentées ; fruit : épi
terminal, conique, ventru, oblong et jaunâtre, formé de capsules contenant la matière fécondante.

On peut récolter les prêles pendant toute la belle saison. Leur
dessiccation s'opère promptement. Toutes les espèces peuvent
être substituées les unes aux autres ; elles contiennent les mêmes
principes.

Propriétés. La prêle est tonique, astringente et
diurétique. Elle convient dans la faiblesse générale,
les hémorrhagies, le crachement et le pissement de
sang, l'hydropisie, l'inflammation et les douleurs de
reins, les affections des voies urinaires, la gravelle,
les pertes séminales et la diarrhée.

Préparations. *Décoction :* tiges et feuilles, 30 à
60 gr. par litre d'eau ; *dose :* 2 ou 3 tasses par jour ;
suc exprimé : 1 ou 2 tasses dans 1 litre de petit-lait;
dose : 2 ou 3 tasses par jour.

A l'extérieur : décoction, tiges et feuilles, 40 à 80
gr. par litre d'eau, pour lotions, injections et lavements.

PULMONAIRE. Pulmonaire officinale, herbe aux poumons, herbe au lait de Notre-Dame , sauge de Jérusalem , herbe de cœur; famille *borraginées.* Cette plante , vivace , croît dans les bois , les lieux ombragés, sur les bords des chemins et les prairies. (Avril , mai.)

Description. Tiges droites , velues , un peu anguleuses, hautes de 30 à 40 cent. ; les feuilles inférieures ovales-oblongues, portées sur des queues, hérissées de poils rudes et courts, parsemées de taches blanchâtres ; les supérieures sans queue , plus étroites , quelquefois sans taches , traversées par une nervure simple ; fleurs bleues ou violacées, quelquefois blanches , peu nombreuses, disposées en bouquets terminaux.

La pulmonaire est inodore ; sa saveur est douceâtre , légèrement astringente. On la cueille au moment de la floraison , ou même après.

Propriétés. La pulmonaire est tonique, émolliente, adoucissante et pectorale. Elle convient dans les affections de poitrine, la phthisie , le catarrhe pulmonaire , les rhumes, la toux, l'angine et le crachement de sang , surtout lorsque ces affections sont accompagnées d'irritation et de difficulté d'expectorer.

Préparations. *Décoction :* feuilles et fleurs, 50 à 100 gr. par litre d'eau; *dose :* 2 ou 3 tasses par jour, qu'on peut couper avec autant de lait de vache ; *suc* exprimé : 2 ou 3 demi-tasses par jour ; *bouillon :* eau , 2 litres, feuilles et fleurs de pulmonaire , 100 à 200 gr. ; chou rouge, 100 gr., 2 oignons blancs , mou de veau, 250 gr., sucre candi, 100 gr., passez ; *dose :* 2 ou 3 tasses par jour.

PULSATILLE. Pulsatille commune, anémone , coquelourde, herbe au vent , fleur du vent , fleur de

Pâques, passe-fleur; famille *renonculacées*. Cette plante se trouve dans les terrains secs et montagneux et les bois sablonneux. (Avril, juin.)

Description. Racine noirâtre assez grosse, longue, formée par la réunion de plusieurs souches courtes et fibreuses; tige : hampe solitaire couverte de poils longs et soyeux, haute de 15 à 20 cent.; feuilles partant de la racine, portées sur des queues, deux ou trois fois ailées; fleurs d'un rouge purpurin, souvent violacées, grandes, solitaires et penchées.

La pulsatille est inodore, d'une saveur âcre qui se manifeste surtout dans les feuilles. Elle se récolte un peu avant la floraison; la dessiccation diminue ses propriétés.

Propriétés. La pulsatille est résolutive et détersive. On l'emploie dans les affections vénériennes et rhumatismales, la paralysie, l'apoplexie, la manie, la mélancolie, la faiblesse de la vue, les taies de la cornée, la coqueluche, les palpitations de cœur, la suppression des règles, les tumeurs froides, les dartres, les plaies, les pustules et les ulcères de mauvais caractère.

Préparations. *Infusion* : racines ou feuilles fraîches, 2 gr. par demi-litre d'eau; *dose :* 1 ou 2 demi-tasses par jour.

A l'extérieur : feuilles fraîches pilées en cataplasmes résolutifs et vésicants; poudre des feuilles sèches comme sternutatoire.

RAIFORT SAUVAGE. Grand raifort sauvage, cranson, moutarde des capucins, des Allemands, moutardelle, radis de cheval, cran de Bretagne, raves sauvages; famille *crucifères*. Cette plante, vivace, croît dans les fossés, sur le bord des ruisseaux. On la cultive dans les jardins. (Juin, juillet.)

Description. Racine forte, charnue, cylindrique, très longue, renflée, d'un blanc jaunâtre à l'extérieur, blanche en dedans ; tige robuste, dressée, de près de 1 mètre de haut, cannelée, lisse, creuse, rameuse en haut ; les feuilles inférieures très grandes, portées sur de longues queues, ovales-oblongues, un peu ondulées, les supérieures oblongues ou en fer de lance, entières ou divisées, toutes d'un vert brillant ; fleurs blanches, régulières, disposées en grappes terminales.

La racine de raifort est inodore tant qu'elle est entière ; mais, brisée ou divisée, elle répand une odeur vive, piquante ; sa saveur est chaude, amère, brûlante. Le raifort ne doit être employé qu'à l'état frais. On l'arrache après la floraison ; il est plus actif lorsqu'il a atteint sa deuxième année. Les feuilles récoltées avant la floraison sont plus actives.

Propriétés. La racine de raifort sauvage est tonique, stimulante, dépurative et antiscorbutique. Elle convient dans la faiblesse générale, les affections vénériennes, scrofuleuses, scorbutiques, rhumatismales, goutteuses et de la peau, certaines hydropisies, le catarrhe pulmonaire, l'angine, les rhumes, l'asthme humide, l'engorgement des amygdales, la mauvaise haleine, la jaunisse, les pâles couleurs, les flueurs blanches, l'inflammation et les douleurs de reins, la gravelle, l'inflammation de la vessie et de la matrice, les ulcérations internes et les fissures.

Préparations. *Infusion* : racine, 20 à 40 gr. par litre d'eau ; *dose* : 2 ou 3 tasses par jour ; *suc* exprimé : plusieurs cuillerées par jour ; *sirop* : suc, 60 gr., eau, 1 tasse, sucre, 100 gr. ; *dose* : 2 ou 3 cuillerées par jour ; *vin* : racine fraîche, 10 à 20 gr. par demi-litre de vin ou de bière, cinq jours de macération, passez ; *dose* : 1 ou 2 tasses par jour ; *racine crue* rapée, comme assaisonnement.

A l'extérieur : décoction, racine, 30 à 60 gr. par

6

litre d'eau, pour lotions, injections et gargarismes ; feuilles pilées pour bains de pied et sinapismes.

RÉGLISSE. Réglisse glabre, vulgaire, des boutiques, racine douce ; famille *légumineuses.* Cette plante croît spontanément dans diverses parties de la France. (Juillet, août.)

Description. Racines longues, rampantes, cylindriques, d'un jaune brun en dehors, d'un jaune pâle en dedans ; tige de 1 mètre à 1 mètre et demi, de la consistance du bois, ferme, rameuse, arrondie, à rameaux un peu velus ; feuilles se succédant régulièrement, composées de treize ou quinze petites feuilles opposées, entières, presque sans queue ; fleurs petites, rougeâtres ou purpurines, en épis allongés peu fournis.

La racine de réglisse, d'une odeur faible, est d'une saveur douce, sucrée, un peu âcre. Cette racine se récolte au printemps et à l'automne, mais pas avant sa troisième année. On la fait sécher au soleil ou au grenier.

Propriétés. La racine de réglisse est adoucissante, rafraîchissante, expectorante et diurétique. Elle convient dans les affections inflammatoires, rhumatismales et de poitrine, les fièvres continues, intermittentes et typhoïdes, le catarrhe pulmonaire, les rhumes, la toux, la rougeole, les irritations et inflammations des yeux, de la gorge, de l'estomac, des intestins, des reins, de la vessie, de la matrice, du canal urinaire et de la peau, la difficulté d'uriner et les tumeurs inflammatoires.

Préparations. *Infusion :* racine fendue, 15 à 30 gr. par litre d'eau ; *dose :* plusieurs tasses par jour ; *macération :* racine fendue, 15 à 30 gr. par litre d'eau, vingt-quatre heures de macération ; *dose :* plusieurs tasses par jour. On peut couper ces infusions avec autant de lait de vache. On ne doit ajouter la racine de réglisse dans les tisanes préparées avec d'autres substances, qu'au moment où la cuisson est terminée.

REINE DES PRÉS. Spirée ornière, ulmaire petite, barbe de chèvre ; famille *rosacées*. Cette plante, vivace, croît dans les bois, les prés humides et les bords des ruisseaux. (Juin, juillet.)

Description. Racine : souche assez grosse, noirâtre en dehors, garnie de fibres rougeâtres ; tige droite, ferme, un peu rameuse, anguleuse, verte ou rougeâtre, d'environ 1 mètre de hauteur ; feuilles grandes, se succédant régulièrement, portées sur des queues, composées de petites feuilles ovales, vertes en dessus, d'un blanc cendré en dessous ; fleurs blanches, petites, nombreuses, disposées en grappes terminales.

La racine et les feuilles sont inodores et d'une saveur légèrement astringente ; les fleurs ont une odeur arômatique, agréable et pénétrante. La récolte de cette plante ne présente rien de particulier.

Propriétés. La reine des prés est tonique, astringente, résolutive et sudorifique. Elle s'emploie dans la débilité générale, les affections vénériennes, la fièvre typhoïde, la variole, la rougeole, les hydropisies, le gonflement du ventre, la diarrhée, les hémorrhoïdes, les pertes séminales, le crachement de sang, les commotions, les suites de chutes, les plaies et les ulcères.

Préparations. *Décoction* : racine, 15 à 30 gr. par litre d'eau ; *dose :* 2 ou 3 tasses par jour ; *sirop :* feuilles et sommités fleuries, 100 gr., eau, un quart de litre, sucre 100 à 150 gr.; *dose :* plusieurs cuillerées par jour ; *suc* exprimé des feuilles et des sommités : 2 demi-tasses par jour ; *vin :* racine en poudre, 50 gr. par demi-litre de bon vin, trois jours de macération, filtrez ; *dose :* 1 ou 2 tasses par jour.

A l'extérieur : décoction, racine, 40 à 80 gr. par litre d'eau, pour lotions détersives et pansements.

RENOUÉE. Centinode, renouée des oiseaux, herbe à cent nœuds, herbe des saints Innocents, hernioles ; famille *polygonacées.* Cette plante, annuelle, se trouve dans les champs, sur le bord des chemins, dans les lieux incultes. (Juin, septembre.)

Description. Tiges herbacées, simples ou rameuses, couchées, noueuses et renflées à chaque articulation ; feuilles se succédant régulièrement, portées sur des queues médiocres, ovales, en fer de lance, entières, vertes et lisses ; fleurs blanches ou rougeâtres, presque sans queue, solitaires ou réunies deux ou quatre dans les aisselles des feuilles ; fruit : semences triangulaires, pointues, rougeâtres.

La renouée est inodore, sa saveur légèrement astringente. Sa récolte n'offre rien de particulier.

Propriétés. La renouée est tonique et astringente. Elle convient dans le crachement de sang, la diarrhée, les flux muqueux, les pertes séminales, l'incontinence d'urine et l'écoulement excessif des règles.

Préparations. *Décoction :* toute la plante, 30 à 60 gr. par litre d'eau ; *dose :* 3 tasses par jour ; *sirop :* toute la plante, 120 à 150 gr., eau, un quart de litre, sucre, 100 gr. ; *dose :* 2 ou 3 demi-tasses par jour; *poudre* des semences : 15 à 25 gr. par quart de litre de bouillon ; *dose :* 2 tasses par jour.

A l'extérieur : décoction, toute la plante, 50 à 80 gr. par litre d'eau, pour lotions, injections et lavements.

RHUBARBE. Rhubarbe officinale, vraie, exotique, devenue indigène en France par la culture; famille *polygonacées*.

La rhubarbe officinale est cultivée dans les jardins. (Mai, juin.)

Description. Racine forte, brune en dehors, d'un beau jaune en dedans; tige de 2 mètres et demi à 3 mètres, rameuse en haut, cannelée; feuilles ovales, larges et amples, épaisses, échancrées à la base, obtuses au sommet, luisantes en dessus, coriaces, ondulées, à divisions arrondies peu profondes et garnies de petites dents, portées sur des queues; fleurs d'un blanc jaunâtre, petites, disposées au sommet des rameaux en grappes étroites et pendantes.

La rhubarbe a une odeur caractéristique et une saveur très amère et arômatique. La récolte de cette plante se fait à l'automne ou pendant l'hiver de la quatrième ou cinquième année. Lorsque la récolte se fait trop tôt, les racines sont molles, et trop tard, elles se creusent et se gâtent au centre. La dessiccation doit se faire avec beaucoup de précautions pour éviter que ses racines ne soient piquées par les vers.

Propriétés. La rhubarbe est tonique, stomachique, vermifuge et purgative. Elle convient dans la débilité générale, de l'estomac et des intestins, les affections scrofuleuses et vermineuses, les engorgements et embarras de l'estomac et des intestins, la constipation, la jaunisse, les hémorrhoïdes, les flueurs blanches, la suppression des règles, les écoulements muqueux, l'incontinence d'urine, la diarrhée, la faiblesse des voies urinaires et les abcès.

Préparations. *Infusion:* racine, 25 à 40 gr. par litre d'eau bouillante ou froide, quelques heures de macération; *dose:* 1 ou 2 tasses par jour; *sirop:* racine en poudre, 15 gr., eau, un demi-litre, sucre, 200 à 250 gr.; *dose:* 1 ou 2 demi-tasses par jour;

vin : racine en poudre, 30 gr. par demi-litre de bon vin, racine d'angélique, 5 gr. , deux ou trois jours de macération ; *dose* : 1 ou 2 demi-tasses par jour ; *poudre* de la racine : 2 à 5 gr., comme tonique.

La rhubarbe à la dose de 1 gr., en mastication et prise chaque soir pendant plusieurs jours, produit plus d'effet qu'une dose cinq fois plus forte, pour entretenir la liberté du ventre chez les personnes constipées.

RICIN. Famille *euphorbiacées.* Cette plante est cultivée dans les jardins à une exposition chaude. (Juillet, août.)

Description. Racine pivotante, presque simple, fibreuse ; tige dressée, rameuse, cylindrique, devenant rougeâtre, haute de 1 à 2 mètres ; les jeunes rameaux d'un vert bleuâtre ; feuilles se succédant régulièrement, larges, portant sept ou neuf divisions inégales, pointues, dentées en scie et lisses, portées sur des queues longues et grosses ; fleurs disposées en épis allongés, rameux et terminaux ; fruit : capsule à trois côtes saillantes, couverte d'épines, à trois loges contenant chacune une graine ovale, dure, tachetée de rouge, de la grosseur d'un haricot.

Les fruits du ricin sont inodores ; leur saveur est douceâtre, nauséabonde, âcre, brûlante. Ils rancissent en vieillissant et prennent alors un goût de chénevis. Les graines mûrissent fort inégalement ; on les récolte en automne.

Propriétés. L'huile extraite des semences de ricin est vermifuge et purgative. Elle s'emploie dans les affections vermineuses, les embarras et les engorgements du foie, de l'estomac et des intestins, les constipations opiniâtres, les coliques, les hémorrhoïdes, la diarrhée, l'accouchement difficile, les douleurs des articulations et pour provoquer la sécrétion du lait.

Préparations. *Huile de ricin*, 8 gr. pour les enfants en bas âge, 15 à 30 gr. pour les adolescents, 40 à 60 gr. pour les adultes, mêlée avec 30 ou 60 gr. de lait d'amandes douces, de sirop d'orgeat, de bouillon aux herbes chargé d'oseille, d'infusion de thé avec addition d'un peu d'eau de vie, d'infusion de menthe avec addition de suc de citron ou d'oseille, de café, de suc de citron et d'eau sucrée, de sirop de limon, de fleurs de pêcher, de chicorée. Les doses indiquées peuvent se prendre, dans les cas graves, par cuillerées.

A l'extérieur : huile de ricin, 30 à 60 gr. mêlée avec un quart de litre de décoction de guimauve ou de graine de lin, pour lavements. Feuilles fraîches ou légèrement fanées, en cataplasme, pour les douleurs articulaires, les inflammations externes et sur les mamelles.

ROMARIN. Romarin officinal des troubadours ; famille *labiées*. Cet arbuste est très commun dans les lieux montagneux. On le cultive dans les jardins. (Mars, avril.)

Description. Tige d'environ 1 mètre de hauteur, à rameaux nombreux, anguleux, articulés et de couleur cendrée ; feuilles opposées, sans queue, étroites, alternativement disposées en croix, d'un vert foncé en dessus, blanchâtres en dessous ; fleurs d'un bleu pâle, assemblées en touffes au sommet des rameaux.

Cette plante a une odeur forte, une saveur âcre, chaude et légèrement astringente. Les feuilles du romarin peuvent être récoltées en tout temps, parce que cet arbrisseau est toujours vert ; on récolte les sommités quand elles sont fleuries. Le romarin sauvage est plus actif que celui que l'on cultive.

Propriétés. Le romarin est tonique, stimulant, antispasmodique et légèrement narcotique. On l'emploie dans la faiblesse générale, de l'estomac et des voies urinaires, les affections nerveuses, scrofuleuses et vermineuses, les engorgements des intestins, les coliques, les vomissements, le catarrhe pulmonaire, l'asthme humide, les rhumes, la coqueluche, la toux, les fièvres inflammatoires et typhoïdes, les pâles couleurs, les flueurs blanches, la suppression des règles, la paralysie, le rhumatisme, la migraine, les convulsions, l'engorgement des testicules, la teigne, les tumeurs et les abcès.

Préparations. *Infusion théiforme :* feuilles et sommités fleuries, 10 à 40 gr. par litre d'eau ; *dose :* 2 ou 3 tasses par jour ; *sirop :* sommités fleuries, 15 gr., eau, un quart de litre, sucre, 100 à 150 gr. ; *dose :* plusieurs cuillerées par jour ; *vin :* sommités fleuries en poudre, 10 à 20 gr. par demi-litre de bon vin, deux jours de macération et filtrez ; *dose :* 2 ou 3 demi-tasses par jour.

A l'extérieur : infusion, feuilles et sommités fleuries, 20 à 60 gr. par litre d'eau, pour lotions, gargarismes, fumigations et bains.

ROSAGE. Rosage chrysanthe, rhododendrum rose de neige de Sibérie. Ce petit arbuste est cultivé dans les jardins. (Juin, juillet.)

Description. Tiges rameuses, hautes de 30 à 50 cent.; feuilles se succédant régulièrement, ovales, en fer de lance, portées sur de courtes queues, entières, persistantes, d'un vert foncé en dessus, pâles et roussâtres en dessous ; fleurs d'un beau jaune pâle, disposées en bouquet à l'extrémité des rameaux.

Les feuilles de rosage ont une odeur qui se rapproche un peu de celle de la rhubarbe ; leur saveur est amère et un peu âcre. Elles peuvent être récoltées pendant toute la belle saison, mais de préférence un peu avant l'épanouissement des fleurs.

Propriétés. Le rosage est excitant, dépuratif et sudorifique. Il convient dans les affections vénériennes, rhumatismales, goutteuses et de la peau, la gale, les pustules et les ulcères de mauvais caractère.

Préparations. *Infusion :* feuilles fraîches ou sèches, 10 à 20 gr. par litre d'eau ; *dose :* 1 ou 2 tasses par jour ; *poudre* des feuilles sèches : 1 à 2 gr. dans une tasse de tisane appropriée, à prendre une ou deux fois par jour.

A l'extérieur : décoction, feuilles, 15 à 30 gr. par litre d'eau, pour lotions et pour déterger les pustules et les ulcères.

ROSE DE PROVINS. Rosier gallique de France,

rose officinale ; famille *rosacées*. Cet arbrisseau est généralement cultivé dans les jardins. (Juin, juillet.)

Description. Tiges rameuses, dressées ou étalées, vertes ou rougeâtres, munies d'épines nombreuses ; feuilles portées sur des queues épineuses, se succédant régulièrement, composées de cinq ou sept petites feuilles dentées, dont quatre ou six opposées et une impaire ; fleurs solitaires, portées sur des queues, d'un beau rouge pourpre foncé ; corolle à pétales en forme de cœur, légèrement dentées, au nombre de cinq dans la fleur simple, en plus grand nombre dans les espèces doubles.

Les pétales de la rose de provins sont d'une odeur faible, mais agréable, d'une saveur amère et un peu astringente. On récolte les roses de provins au mois de juin, lorsque le bouton est sur le point de s'ouvrir. Elles ont moins de propriétés lorsqu'elles sont épanouies. On sépare les pétales du calice, et on les fait sécher rapidement au grand soleil ou dans un grenier bien aéré, à l'étuve ; puis on les conserve dans des boîtes de bois bien fermées et dans un lieu sec.

Propriétés. La rose de provins est tonique, astringente et résolutive. Elle convient dans les ma-

6.

ladies et la faiblesse de la vue, les hémorrhagies, le crachement de sang, les flux muqueux, l'écoulement excessif des règles, la diarrhée, le catarrhe pulmonaire, les engorgements scrofuleux, les tumeurs et les ulcères de mauvais caractère.

Préparations. *Infusion :* pétales, 10 à 20 gr. par litre d'eau ; *dose :* 2 ou 3 tasses par jour ; *sirop :* pétales, 20 à 30 gr., eau, un quart de litre, sucre, 100 à 150 gr. ; *dose :* plusieurs cuillerées par jour ; *poudre* des pétales : 4 à 8 gr. dans une tasse de tisane appropriée.

A l'extérieur : infusion, pétales, 30 à 60 gr. par litre d'eau ou de vin, pour lotions, injections, gargarismes, collyres et layements ; pétales en cataplasmes. Le miel et le vinaigre rosats s'emploient aux mêmes usages que le vin.

ROSEAU AROMATIQUE. Acore vrai, roseau odorant, calamus arômatique ; famille *aracées.* Cette plante, vivace, croît dans les fossés marécageux. (Juin, juillet.)

Description. Racine horizontale, noueuse, rampante, plus grosse que le doigt, jaunâtre en dehors, blanche en dedans ; tige : hampe un-peu comprimée, très longue ; feuilles engaînantes, étroites, en forme d'épée, longues de 50 à 70 cent.; fleurs petites, sans queue, naissant de l'aisselle des feuilles.

L'odeur de la racine est forte, pénétrante et peu agréable, tant qu'elle est fraîche ; sèche, son odeur est agréable et persistante ; sa saveur est arômatique, un peu amère, piquante et âcre. On la récolte au printemps ou à l'automne et on la fait sécher. Elle est sujette à être piquée des vers.

Propriétés. Le roseau arômatique est tonique, stomachique, diaphorétique, diurétique et emménagogue. Il convient dans la faiblesse générale, de

poitrine, de l'estomac, des intestins et des voies urinaires, les affections nerveuses et vermineuses, les
fièvres intermittentes, l'hydropisie, les vomissements,
les hémorrhagies, les pâles couleurs, la suppression
des règles, la mélancolie, les catarrhes pulmonaires
et de la vessie.

Préparations. *Infusion :* racine, 15 à 40 gr. par
litre d'eau; *dose :* 2 ou 3 tasses par jour; *vin :* racine
en poudre, 30 à 60 gr. par litre de bon vin, trois
jours de macération et filtrez; *dose :* 1 ou 2 tasses
par jour.

RUE. Rue fétide, des jardins, officinale, commune, herbe de grâce, ruda; famille *rutacées.* Cette
plante, vivace, est cultivée dans les jardins. (Juin,
août.)

Description. Tiges droites, dures, cylindriques, rameuses dès la base, d'environ 1 mètre de hauteur; feuilles se succédant régulièrement, portées sur des queues, d'un vert bleuâtre,
à petites feuilles ovales, épaisses, obtuses; fleurs jaunes, portées
sur des queues, disposées en bouquet terminal; fruit : capsule
ronde à quatre ou cinq loges contenant des graines en forme de
haricot.

La rue a une odeur très forte, fétide et pénétrante; sa saveur
est amère, âcre, piquante. On doit récolter les tiges garnies de
beaucoup de feuilles avant que les fleurs soient épanouies. La
dessiccation, faite avec soin, ne diminue en rien ses propriétés.
La rue sauvage est plus active que celle que l'on cultive.

Propriétés. La rue est stimulante, astringente,
emménagogue, antispasmodique et résolutive. Elle
s'emploie dans les affections nerveuses et vermineuses, l'épilepsie, la mélancolie, les coliques, les flatuosités, le gonflement du ventre, les fièvres intermittentes, les hémorrhoïdes, les hémorrhagies, les

pâles couleurs, la suppression des règles, la migraine, la faiblesse de la vue, les engorgements des mamelles et glanduleux, les tumeurs, les ulcérations des gencives et internes et les ulcères de mauvais caractère.

Préparations. *Sirop* : tiges et feuilles, 10 gr., eau, un demi-litre , sucre , 250 gr.; *dose* : 2 ou 3 cuillerées par jour; *poudre* des tiges et des feuilles sèches : 1 à 3 gr. dans une tasse de liquide approprié.

A l'extérieur : infusion, tiges et feuilles, 10 à 30 gr. par litre d'eau, pour lotions, dans les engorgements des mamelles et glanduleux, et pour déterger les ulcères, en fumigations pour fortifier la vue, en lavements contre le gonflement du ventre, les coliques et les flatuosités; *vin :* tiges et feuilles , 10 à 20 gr. par demi-litre de vin, quatre jours de macération, en gargarismes contre les engorgements et les ulcérations des gencives; *huile :* tiges et feuilles, 15 gr., huile d'olive, 125 gr., infusées au bain-marie pendant huit heures, pour frictions et pansements ; *pommade :* feuilles fraîches de rue, d'absinthe, de menthe, de chaque 10 gr., axonge, 60 gr.; faites cuire pendant une demi-heure et passez, pour frictions sur les engorgements des mamelles et glanduleux. Feuilles pilées en cataplasme sur l'estomac, contre les fièvres intermittentes, et sur les mamelles pour faire passer le lait aux nourrices.

SALICAIRE. Salicaire officinale, à épis, commune ; famille *lythracées.* Cette plante est commune au bord des rivières et des étangs. (Juin, juillet.)

Description. Racine de la consistance du bois, grosse, pivotante; tiges de 60 cent. à 1 mètre, dressées, quadrangulaires, rameuses supérieurement; feuilles opposées, sans queue, en fer de lance, légèrement velues en dessous; fleurs rouges, presque sans queue, rassemblées en épis terminaux sur des queues communes très courtes.

Cette plante est inodore; sa saveur est herbacée et légèrement astringente. On doit la récolter en juin et juillet, par un temps sec, et la sécher au soleil ou à l'étuve.

Propriétés. La salicaire est tonique et astringente. Elle convient dans la diarrhée chronique, les flux muqueux, les pertes séminales, l'incontinence d'urine, le pissement de sang, les flueurs blanches, les hémorrhagies et le crachement de sang.

Préparations. *Décoction* : feuilles et sommités fleuries, 30 à 60 gr. par litre d'eau; *dose* : 2 ou 3 tasses par jour; *poudre* de la racine ou des feuilles et sommités fleuries, 4 à 8 gr. dans une tasse de liquide approprié.

A l'extérieur : décoction, feuilles et sommités fleuries, 40 à 60 gr. par litre d'eau, pour injections et lavements.

SANICLE. Sanicle d'Europe, commune; famille *ombellifères*. Cette plante, vivace, est commune dans les bois, les haies, à l'ombre, dans les lieux humides (Mai, juillet.)

Description. Tige menue, simple, peu rameuse, cannelée; feuilles portées sur de longues queues, lisses et luisantes en dessus, d'un vert moins foncé en dessous, à trois ou cinq divisions dentées ou incisées; fleurs blanches, petites, sans queue, disposées en parasols terminaux.

La sanicle a un goût amer et astringent, laissant dans l'arrière-bouche un sentiment d'âcreté. Cette saveur est moins forte dans la plante fraîche que lorsqu'elle est sèche. On peut récolter cette plante pendant une grande partie de la belle saison.

Propriétés. La sanicle est tonique, astringente

et détersive. Elle convient dans la diarrhée, les flux muqueux, les hémorrhagies, le crachement et le pissement de sang, l'incontinence d'urine, les suites de chutes et les ulcères de mauvais caractère.

Préparations. *Infusion :* feuilles, 30 à 60 gr. par litre d'eau; *dose :* 2 ou 3 tasses par jour; *suc* des feuilles : 1 ou 2 demi-tasses par jour; *vin :* feuilles, 200 gr. par litre de bon vin; *dose :* 1 ou 2 tasses par jour.

A l'extérieur : décoction, feuilles, 50 à 100 gr. par litre d'eau ou de vin, pour lotions, injections, lavements et pansements.

SAPIN. Sapin argenté, commun; famille *coni-fères.* Cet arbre croît surtout dans les pays montagneux. (Juin, juillet.)

Description. Tronc nu, cylindrique, blanchâtre, garni de branches horizontales disposées en pyramide régulière; rameaux opposés, jaunâtres; feuilles solitaires, planes, très étroites, obtuses ou échancrées à leur sommet, luisantes et d'un vert foncé en dessus, d'un blanc argenté en dessous, très rapprochées et déjetées de côté et d'autre sur deux rangs; fleurs en chatons simples, solitaires, presque cylindriques, souvent d'un rouge vif; cônes allongés, obtus, assez gros, et redressés vers le ciel, à écailles très larges et entières.

Les bourgeons de sapin ont une saveur amère et résineuse et une odeur de thérébentine. La récolte se fait lorsque les cônes sont bien formés. On doit conserver les bourgeons de sapin dans des boîtes bien fermées et à l'abri de l'humidité.

Propriétés. Les bourgeons de sapin sont excitants, antiscorbutiques, diurétiques, diaphorétiques, toniques et détersifs. Ils conviennent dans les affections vénériennes, scrofuleuses, scorbutiques, rhumatismales, goutteuses, de poitrine, des voies urinaires et de la peau, la phthisie et le catarrhe pulmonaire, l'angine, les rhumes, la toux, l'asthme humide, la difficulté de respirer, la fluxion de poitrine, le choléra, les écoulements muqueux, les pertes séminales, les flueurs blanches, l'incontinence d'urine, l'inflammation de la vessie et de la matrice, les brûlures, les plaies, les ulcérations internes et externes et les ulcères de mauvais caractère.

Préparations. *Infusion :* bourgeons, 20 à 30 gr. par litre d'eau, de bière, de vin, de lait ou de petit-lait ; *dose :* 2 ou 3 tasses par jour ; *sirop :* bourgeons, 25 gr., eau, un quart de litre, sucre, 100 à 150 gr. ; *dose :* 2 ou 3 cuillerées par jour.

A l'extérieur : infusion, bourgeons, 30 à 50 gr. par litre d'eau ou de vin, pour lotions, injections, gargarismes et pansements. Rameaux de sapins pour fumigations.

SAPONAIRE. Saponière, savonnière, savonaire, herbe à foulon ; famille *caryophyllées.* Cette plante, vivace, croît sur le bord des rivières, des ruisseaux, des fossés et des champs, dans les bois, les buissons et les haies. (Juillet, août.)

Description. Racines menues, d'un blanc jaunâtre, allongées, rampantes et dures ; tige herbacée, cylindrique, dure, peu rameuse, d'environ 60 cent. de hauteur ; feuilles lisses, entières, en fer de lance, opposées, d'un vert tendre, traversées par trois nervures ; fleurs blanches ou rosées, disposées en un bouquet terminal assez semblable à un parasol.

La saponaire est presque inodore. La racine a une saveur amère, un peu âcre, savonneuse, ainsi que toute la plante. On récolte les feuilles un peu avant la floraison, dans le mois de juin ; il faut beaucoup de soin pour les bien sécher. Les racines mondées sont coupées par petites parties ; on les fait sécher ensuite à l'étuve.

Propriétés. La saponaire est tonique, apéritive, légèrement dépurative et diaphorétique, résolutive et détersive. Elle convient dans la faiblesse générale, les affections vénériennes, scrofuleuses, rhumatismales, goutteuses et de la peau, les engorgements du foie, des intestins et des testicules, les fièvres continues et les suites de fièvres intermittentes, la jaunisse, les flux muqueux, les flueurs blanches, l'asthme, le catarrhe pulmonaire et de la vessie, les dartres et les pustules.

Préparations. *Décoction :* tiges et feuilles, 20 à 40 gr. par litre d'eau ; *dose :* 2 tasses par jour ; *décoction* de la racine, mêmes quantités ; *sirop :* racine, 125 gr., eau, un quart de litre, sucre, 100 à 150 gr.; *dose :* 2 ou 3 cuillerées par jour.

A l'extérieur : feuilles pilées en cataplasme.

SAUGE. Sauge officinale, herbe sacrée, thé de la Grèce ; famille *labiées.* Cette plante croît dans diverses contrées ; on la cultive dans les jardins. (Juin, juillet.)

Description. Tige à rameaux dressés ; nombreux, presque quadrangulaires, velues, feuilles opposées, ovales, en fer de lance, portées sur de longues queues, épaisses, finement dentées ; fleurs disposées en épis, d'un bleu rougeâtre ou violacé.

L'odeur de la sauge est forte, arômatique, et sa saveur chaude, piquante et un peu amère. On peut récolter les feuilles en toute saison, parce qu'elles sont toujours vertes ; la dessiccation n'altère en rien leurs propriétés. Les fleurs se cueillent quand elles sont épanouies.

Propriétés. La sauge est tonique, stimulante, diurétique et antispasmodique. Elle convient dans la faiblesse générale, les affections vénériennes, scorbutiques, rhumatismales et goutteuses, les fièvres continues, intermittentes et typhoïdes, les engorgements des intestins, l'hydropisie, les vomissements, la diarrhée, le catarrhe pulmonaire, les rhumes et la toux; elle convient aussi dans les affections nerveuses, la paralysie, les vertiges, la migraine, les vomissements spasmodiques, les coliques, les palpitations de cœur, le crachement de sang, l'inflammation de la vessie et de la matrice, les suites de chutes, les entorses, les fissures, les ulcérations de la bouche et externes.

Préparations. *Infusion théiforme :* feuilles et fleurs, 15 à 30 gr. par litre d'eau ; *dose :* 2 ou 3 tasses par jour ; *suc* des feuilles : 2 ou 3 cuillerées par jour ; *vin :* feuilles et fleurs, 20 à 50 gr. par litre de de bon vin, deux jours de macération ; *dose :* 1 ou 2 tasses par jour.

A l'extérieur : infusion, feuilles et fleurs, 30 à 60 gr. par litre d'eau ou de vin, pour lotions, injections, gargarismes et bains ; feuilles sèches, fumées dans une pipe ou en cigarrette.

SAULE BLANC. Saule commun, osier blanc, saux blanc ; famille *salicacées.*

Description. Le saule blanc est un arbre très commun le long des routes, près des villages, au bord des ruisseaux, des rivières, dans les terrains humides et marécageux. Il est assez connu pour qu'il ne soit pas nécessaire de le décrire. L'écorce de cet arbre est inodore, très amère et un peu astringente. C'est en mars et avril que l'on doit choisir l'écorce sur des branches de deux, trois ou quatre ans, la faire sécher promptement à l'étuve et la conserver à l'abri du contact de l'air et de l'humidité.

Propriétés. L'écorce de saule blanc est tonique,

astringente, fébrifuge, vermifuge et détersive. Elle convient dans la faiblesse générale, de l'estomac, des intestins et des voies urinaires, les affections vénériennes, scrofuleuses, scorbutiques, rhumatismales, nerveuses et vermineuses, les fièvres continues, inflammatoires, intermittentes et typhoïdes, le choléra, les engorgements des articulations et des amygdales, la chute du rectum, le relâchement de matrice, l'incontinence d'urine, les pertes séminales, l'inflammation du canal urinaire, les flux muqueux, les flueurs blanches, l'écoulement excessif des règles, la diarrhée, les palpitations de cœur, le crachement de sang, la suppression des règles, les varices, les douleurs de dents, la dentition difficile, les ulcérations internes, la teigne et les ulcères de mauvais caractère.

Préparations. *Décoction* : écorce, 30 à 60 gr. par litre d'eau ; *dose* : 2 ou 3 tasses par jour ; *vin:* écorce en poudre, 60 à 100 gr. par litre de bon vin ou de bière, quatre jours de macération et filtrez ; *dose:* 2 ou 3 tasses par jour.

A l'extérieur : décoction, écorce, 50 à 100 gr. par litre d'eau ou de vin, pour lotions, injections, gargarismes, bains, lavements et cataplasmes.

SCABIEUSE. Scabieuse des prés, des champs ; famille *dipsacées*. Cette plante, vivace, croît le long des chemins, dans les prés ; on la cultive dans les jardins. (Juillet, octobre.)

Description. Racines courtes, presque simples, blanchâtres, peu épaisses ; tiges dressées, cylindriques, velues, peu rameuses, de 60 à 70 cent.; feuilles portées sur des queues, opposées, plus ou moins velues, les inférieures en fer de lance, allongées, légèrement dentées, les supérieures ailées ou profondément échancrées ; fleurs d'un bleu rougeâtre ou violacé, terminales, portées sur de longues queues simples et velues.

Toutes les parties de cette plante sont inodores et ont une légère amertume et un peu d'astringence. On la récolte en juin et juillet.

Propriétés. La scabieuse est dépurative et sudorifique. Elle s'emploie dans les affections vénériennes et de la peau, l'érysipèle, les vertiges, les catarrhes pulmonaires et de la vessie, les flueurs blanches et les pustules.

Préparations. *Décoction :* toute la plante, 40 à 60 gr. par litre d'eau ; *dose :* 2 ou 3 tasses par jour ; *suc* des feuilles, 2 ou 3 demi-tasses par jour ; *sirop :* fleurs, 80 à 120 gr., eau, un quart de litre, sucre, 100 à 150 gr.; *dose :* 2 ou 3 demi-tasses par jour.

A l'extérieur : décoction, toute la plante, 60 à 100 gr. par litre d'eau, pour lotions, frictions et injections.

SCEAU DE SALOMON. Muguet anguleux, grenouillet, signet ; famille *asparagacées* Cette plante, vivace, est très commune dans les bois, les lieux ombragés, le long des haies. (Avril, mai.)

Description. Racine : souche un peu fibreuse, grosse à peu près comme le doigt, irrégulière ; tiges simples, anguleuses, de 30 à 60 cent. ; feuilles se succédant régulièrement, ovales, sans queue, lisses, d'un vert bleuâtre, marquées de quelques nervures longitudinales ; fleurs d'un blanc un peu verdâtre, portées sur des queues ; fruit : baies rondes, noirâtres, à trois loges renfermant une seule graine.

La racine de sceau de Salomon est d'une saveur douceâtre, un peu âcre et légèrement astringente. Elle peut se récolter en tout temps.

Propriétés. La racine de cette plante est excitante, astringente, diurétique et légèrement sudorifique. Elle s'emploie dans les affections vénériennes, rhumatismales, goutteuses, des voies urinaires et de la peau, les rhumes, les hémorrhagies, les flueurs blanches, la gravelle, les abcès et les panaris.

Préparations. *Infusion* : racine, 15 à 30 gr. par litre d'eau ; *dose* : 2 ou 3 tasses par jour ; *vin* : racine, 60 gr. par litre de bon vin ; laissez macérer pendant vingt-quatre heures ; *dose* : 2 ou 3 tasses par jour.

A l'extérieur : décoction, racine, 60 à 120 gr. par litre de vin ou d'eau, pour lotions et frictions ; racine cuite en cataplasme.

SCOLOPENDRE. Scolopendre officinale, langue de cerf ; famille *fougères*. Cette plante, vivace, croît dans les fentes des rochers humides, les puits, les citernes, au bord des sources. (Août, septembre.)

Description. Racines petites, brunes et fibreuses, donnant naissance à plusieurs feuilles disposées en touffes simples, longues de 30 à 40 cent., larges de 5 à 6 cent., vertes, un peu coriaces, aiguës, échancrées en cœur à leur base, portées sur des queues assez longues, très souvent chargées de poils ou d'écailles roussâtres.

La plante fraîche a une odeur herbacée et une saveur astringente. Desséchée, elle exhale une odeur arômatique agréable, mais faible. On l'emploie verte ou sèche. On la récolte au commencement de l'automne pour la conserver. Il suffit, pour la sécher, d'étendre les feuilles ou de les suspendre pendant quelques jours.

Propriétés. La scolopendre est apéritive, astringente, diurétique et résolutive. Elle s'emploie dans les affections des voies urinaires et rhumatismales, les engorgements du foie et de la rate, la jaunisse, le catarrhe pulmonaire, les rhumes, la toux, le crachement de sang, l'érysipèle et la gravelle.

Préparations. *Décoction* : feuilles, 30 à 60 gr. par litre d'eau ou de bouillon rafraîchissant ; *dose* : 2 ou 3 tasses par jour ; *suc* des feuilles, 1 ou 2 demi-tasses par jour ; *sirop* : suc des feuilles, 100 gr., eau, 1 tasse, sucre, 60 à 100 gr.; *dose* : 2 ou 3 cuillerées par jour.

SCROFULAIRE. Scrofulaire aquatique, bétoine d'eau, herbe du siége ; famille *scrophulariacées.* Cette plante, vivace, se trouve dans les lieux humides, les fossés remplis d'eau, les bois. (Juin, août.)

Description. Racines fibreuses, touffues ; tiges dressées, lisses, quadrangulaires, hautes d'environ 1 mètre ; feuilles opposées, portées sur des queues, ovales, presque en cœur, avec des dents arrondies sur leurs bords ; fleurs d'un rouge brun, disposées en une petite grappe terminale.

La scrofulaire aquatique exhale, lorsqu'on la froisse, une odeur fétide repoussante. Sa saveur est amère, âcre et nauséabonde. On récolte les feuilles avant la floraison, et les racines en automne ou au printemps.

Propriétés. La scrofulaire est tonique, excitante, vermifuge, résolutive et légèrement purgative. Elle s'emploie dans la faiblesse générale, les affections scrofuleuses, vermineuses et de la peau, les engorgements des intestins, des testicules et glanduleux, le carreau, les hémorrhoïdes, les dartres, la gale, les tumeurs, les plaies et les ulcères de mauvais caractère.

Préparations. *Décoction* : racines ou feuilles, 30 à 60 gr. par litre d'eau ; *dose* : 2 ou 3 tasses par jour ; *suc* des feuilles : 2 ou 3 cuillerées par jour ; *sirop* :

suc des feuilles, 100 gr., eau, une tasse, sucre, 100 à 150 gr.; *dose*: 2 ou 3 cuillerées par jour ; *vin*: racine ou feuilles en poudre, 30 à 50 gr. par demi-litre de bon vin ou de bière; *dose*: 1 ou 2 tasses par jour,

A l'extérieur: décoction, racine ou feuilles, 50 à 100 gr. par litre d'eau ou de vin, pour lotions, frictions, injections et pansements; feuilles pilées en cataplasmes.

SÉIGLE ERGOTÉ. Ergot, seigle cornu, noir, clou de seigle, seigle à éperon, ivré, faux seigle calcar, ébrun, chambucle ; famille *graminées*.

Description. L'ergot de seigle est une excroissance longiforme, recourbée, ayant une certaine ressemblance avec l'ergot du coq, et qui se développe sur l'ovaire du seigle, à la place de la graine de cette plante. Il est presque quatre fois plus gros que la graine de seigle, long de 14 à 18 millim., brun violacé et un peu poudreux à l'extérieur, d'un blanc mat, légèrement nuancé de violet à l'intérieur.

L'ergot a une odeur vireuse, une saveur amère et âcre. Il doit être recueilli sur l'épi du seigle ; quand on le ramasse dans la grange, il a déjà perdu de ses propriétés, d'autant plus qu'il absorbe l'humidité de l'air. L'ergot blanc est aussi énergique que celui qui est violacé. L'ergot doit être conservé dans un lieu sec et être rejeté au bout de deux années de vétusté.

Propriétés. L'ergot est tonique, stimulant, astringent, antispasmodique et emménagogue. Il convient dans la faiblesse de l'estomac, des intestins et de la matrice, les fièvres intermittentes et typhoïdes, les affections nerveuses et scorbutiques, les hémorrhagies, le crachement et le pissement de sang, l'écoulement excessif des règles, l'inflammation de la vessie et de la matrice, l'accouchement difficile, la difficulté d'uriner, les coliques, les vomissements, la paralysie, les douleurs nerveuses de la tête, du cœur et de l'estomac, la phthisie et l'insomnie ; il convient aussi dans les engorgements et le relâchement de la matrice, les flueurs blanches, la suppression des règles, les pertes séminales, l'incontinence d'urine et l'inflammation du canal urinaire.

Préparations. *Ergot en poudre*, 1 à 5 gr. dans un quart de litre d'infusion de feuilles d'oranger, de menthe ou de tilleul, d'eau sucrée, de vin blanc ou de bouillon ; *dose :* 1 ou 2 tasses par jour ; *sirop :* ergot en poudre, 15 gr., eau, une tasse, sucre, 60 à 100 gr. ; *dose :* 2 cuillerées par jour.

A l'extérieur : infusion, seigle ergoté concassé, 100 gr., eau bouillante, demi-litre ; triturez et ajoutez 5 gr. d'alcoolat de citron, en topique puissant pour arrêter les diverses hémorrhagies ; *poudre :* 1 à 3 gr. par quart de litre d'eau, pour injections et lavements.

SÉNEÇON. Erygeron des anciens ; famille *synanthérées.* Cette plante, annuelle, croît abondamment dans les lieux cultivés, les jardins et le long des murailles. (Juillet, août.)

Description. Racine blanche, petite ; tige tendre, rameuse, haute de 30 cent. environ ; feuilles se succédant régulièrement, molles, épaisses, ailées, un peu velues en dessous ; fleurs jaunâtres, solitaires, disposées en bouquet ; semences ovales, longues, brunes, couronnées d'une aigrette simple.

Le séneçon est inodore, d'une saveur douceâtre et amère. Sa récolte ne présente rien de particulier.

Propriétés. Le séneçon est adoucissannt, apéritif, vermifuge et un peu résolutif. Il convient dans les affections vermineuses, les engorgements du foie et des mamelles, la jaunisse, les flueurs blanches, la rétention d'urine, l'inflammation de la gorge, les croûtes de lait et les tumeurs inflammatoires.

Préparations. *Décoction :* toute la plante, 30 à 60 gr. par litre d'eau ; *dose :* 2 ou 3 tasses par jour ; *suc* des feuilles, 1 ou 2 tasses par jour.

A l'extérieur : décoction, toute la plante, 50 à 100 gr. par litre d'eau, pour lotions et lavements ; feuilles en cataplasmes.

SÉNEVÉ BLANC. Moutarde blanche, anglaise, moutardin ; famille *crucifères.* Cette plante croît dans les champs cultivés. (Juillet, août.)

Description. Racine un peu épaisse, blanchâtre, presque droites ; tiges dressées, rameuses, cylindriques, bleuâtres et lisses, hautes de 60 cent. environ ; feuilles grandes, divisées, un peu épaisses, les supérieures en fer de lance, aiguës ; fleurs jaunes, en forme de croix, petites, portées sur des queues, en longues grappes terminales ; semences rondes, jaunâtres, luisantes, lisses, plus grosses de moitié que celles de la moutarde noire.

Les semences de sénevé blanc ont une saveur âcre, une odeur nulle quand elles sont entières, mais qui devient très piquante quand on les pulvérise avec l'eau ou le vinaigre. On les récolte vers la fin du mois d'août.

Propriétés. Les semences de moutarde blanche sont toniques, excitantes, purgatives et antiscorbutiques. Elles s'emploient dans la faiblesse générale, de l'estomac, des intestins et des voies urinaires, lorsqu'il n'y a pas d'inflammation ; dans les affections rhumatismales, scorbutiques et de la peau, les engorgements du foie, de la rate, des intestins et des amygdales les fièvres intermittentes, l'apoplexie, la paralysie, le choléra, les névralgies, les constipations opiniâtres, les flatuosités, le catarrhe de la vessie et pulmonaire, l'angine, les rhumes chroniques, la pleurésie, les flueurs blanches, les pâles couleurs, la mélancolie, les suites de chutes, la teigne, la gale, les dartres, les fissures et la mauvaise haleine.

Préparations. *Semences* entières ou concassées, 8 à 15 gr., seules ou dans un quart de litre de lait; *vin :* semences, 15 à 30 gr. par litre de vin ou de bière; *dose :* 1 ou 2 tasses par jour.

On peut prendre la moutarde blanche à jeun, ou le soir, au moment où l'on se met au lit. On peut encore, sans inconvénient, la prendre au commencement du repas.

SERPOLET. Thym serpolet, sauvage, serpoule, pilolet, poleur, pouliet; famille *labiées.* Le serpolet croît sur les pelouses sèches, les collines, le long des chemins et dans les terrains arides. (Juin, septembre.)

Description. Tiges nombreuses, couchées sur la terre, rameuses, un peu rougeâtres, de 8 à 15 cent.; feuilles opposées, petites, planes, portées sur des queues médiocres, dures, ovales, quelquefois en fer de lance; fleurs purpurines, quelquefois blanches, réunies en épis très courts, souvent en têtes terminales au sommet des rameaux.

Le serpolet a une odeur agréable et une saveur amère légèrement camphrée et un peu âcre. Sa récolte ne présente rien de particulier.

Propriétés. Le serpolet est tonique, excitant, antiscorbutique, vermifuge et emménagogue. Il convient dans la faiblesse générale, de l'estomac et des intestins, les affections rhumatismales, scrofuleuses, scorbutiques, vermineuses et de la peau, le catarrhe pulmonaire, l'asthme humide, la coqueluche, la toux, le crachement de sang, les hémorrhagies, les flueurs blanches, les flatuosités, la paralysie, la migraine, la suppression des règles, la gale, les suites de chutes et les ulcérations internes.

Préparations. *Infusion théiforme :* sommités fleuries, 10 à 20 gr. par litre d'eau ; *dose :* 2 ou 3 tasses par jour ; *sirop :* sommités fleuries, 20 gr., eau, un quart de litre, sucre, 100 gr.; *dose :* 2 ou 3 cuillerées par jour ; *vin :* sommités fleuries en poudre, 20 à 40 gr. par demi-litre de vin ; *dose :* 1 ou 2 tasses par jour.

A l'extérieur : décoction, sommités fleuries, 40 à 60 gr. par litre d'eau ou de vin, pour lotions, frictions, injections et gargarismes.

STRAMOINE. Pomme épineuse, chasse-taupe, estramon ; famille *solanées.* Cette plante croît sur les bords des chemins, dans les champs, les lieux sablonneux et les décombres. (Juin, septembre.)

Description. Racine fibreuse, blanchâtre ; tige herbacée, forte, dressée, cylindrique, très rameuse, un peu velue à sa partie supérieure, de la hauteur de 1 mètre et plus ; feuilles grandes, se succédant régulièrement, portées sur des queues, ovales, d'un vert foncé en dessus, blanchâtres en dessous ; fleurs blanches ou violettes, très grandes, solitaires, portées sur de courtes queues un peu velues, en forme d'entonnoir.

Les feuilles de stramoine ont une odeur vireuse et nauséabonde, une saveur âcre et amère. On les récolte au mois de juillet pour les faire sécher. La dessiccation leur enlève leur odeur et leur saveur sans nuire à leurs propriétés.

Propriétés. La stramoine convient dans l'asthme, la difficulté de respirer, la toux chronique résultant des anciens catarrhes, l'épilepsie, la manie, les douleurs nerveuses de la tête et des dents, les névralgies et l'insomnie.

Préparations. Feuilles sèches et brisées, fumées dans une pipe où une cigarrette. C'est au moment ou l'on éprouve une sorte de vertige que le soulagement commence à se manifester.

SUREAU. Sureau noir, commun; famille *caprifoliacées.*

Description. Cet arbre croît dans les haies, les terrains gras et frais. On le cultive dans les jardins. L'odeur des feuilles de sureau, lorsqu'on les froisse, est désagréable; les fleurs exhalent, à l'état frais, une odeur nauséabonde et comme fétide. A l'état sec, leur odeur est plus faible et moins désagréable; leur saveur est amère. Les fleurs doivent être récoltées vers la fin de juin, lorsqu'elles sont bien épanouies. Il faut les sécher promptement et les placer à l'abri de l'humidité. Les baies se récoltent en automne, l'écorce un peu avant la floraison, en ayant soin d'enlever par lambeaux l'écorce verte qui est dessus. Il faut l'employer fraîche, car la dessiccation lui enlève ses propriétés.

Propriétés. Le sureau est purgatif, diurétique et sudorifique. On l'emploie dans les affections vénériennes, rhumatismales, vermineuses, des voies urinaires et de la peau, les fièvres intermittentes, les engorgements du foie et des intestins, l'hydropisie, le gonflement du ventre, la diarrhée, les hémorrhoïdes, la constipation, la rougeole, la variole, l'érysipèle, l'inflammation et les douleurs de reins, la gravelle, la jaunisse, les vertiges, l'épilepsie, la manie, la teigne, les dartres, les brûlures et les douleurs de dents.

Préparations. *Décoction :* baies ou feuilles, 20 à 30 gr. par demi-litre d'eau ; *dose :* 3 tasses, à prendre à jeun, à une demi-heure ou une heure d'intervalle, comme purgatif ; *décoction :* écorce, 15 gr., eau, un demi-litre ; faites réduire d'un tiers ; *dose :* 2 ou 3 demi-tasses par jour, comme diurétique ; *décoction :* écorce, 40 à 60 gr., eau et lait de vache, de chaque demi-litre, faites bouillir et réduire de moitié ; *dose :* 2 tasses matin et soir, comme sudorifique ; *suc* de l'écorce, 2 ou 3 demi-tasses par jour, seul ou mêlé avec autant d'un liquide approprié, comme sudorifique ; *infusion théiforme :* fleurs sèches, 5 à 15 gr. par litre d'eau ; *dose :* 2 ou 3 tasses chaudes par jour, comme sudorifique ; *vin :* écorce, 150 gr. par litre de vin blanc ; quarante-huit heures de macération et passez ; *dose :* 2 ou 3 tasses par jour, comme diurétique.

A l'extérieur : infusion, fleurs, 30 à 60 gr. par litre d'eau, pour lotions et fumigations ; *décoction :* écorce ou feuilles, 25 à 50 gr. par litre d'eau, pour frictions, injections et gargarismes ; *pommade :* suc de l'écorce, 60 gr., axonge, 60 gr., pour frictions et pansements.

TAMARIS. Tamarix, tamarisque ; famille *portulacées.* Cet arbrisseau croît le long des fleuves, dans les prairies. On le cultive dans les bosquets d'agrément. (Mai, juillet.)

Description. Tige de 3 à 4 mètres, se divisant en rameaux grêles, flexibles, touffus, étalés, d'un brun rougeâtre ; feuilles petites, courtes, pointues, très rapprochées, d'un beau vert ; fleurs blanches, teintes de pourpre, disposées en grappes terminales.

L'écorce, qui est mince, d'un brun cendré, est d'une saveur

amère et un peu acerbe ; elle se récolte au printemps , les feuilles pendant toute la belle saison .

Propriétés. L'écorce de tamaris est tonique, apéritive, diurétique et sudorifique. Elle convient dans
la faiblesse générale et des intestins, les affections
vénériennes, goutteuses et des voies urinaires,
l'érysipèle, les engorgements du foie, de la rate et
des intestins, l'hydropisie, le gonflement du ventre,
la diarrhée, les flueurs blanches, les flux muqueux,
l'incontinence d'urine, l'inflammation de la vessie et
de la matrice.

Préparations. *Décoction :* feuilles ou écorce, 20 à
40 gr. par litre d'eau ou de bouillon ; *dose :* 2 ou 3
tasses par jour ; *vin :* écorce ou feuilles en poudre,
25 à 50 gr. par demi-litre de vin, deux jours de
macération et filtrez ; *dose :* 1 ou 2 demi-tasses par
par jour.

TANAISIE. Tanaisie commune, herbe aux vers,
herbe Saint-Marc, barbotine indigène ; famille
synanthérées. Cette plante, vivace, croît dans les
prairies, le long des chemins, dans les terrains
incultes et un peu humides. On la cultive dans les
jardins. (Juillet, septembre.)

Description. Tiges dressées, fortes, lisses, assez nombreuses, rameuses ; feuilles se succédant régulièrement, portées sur
des queues, planes, lisses, dentées ; fleurs d'un beau jaune,
nombreuses, disposées en bouquets terminaux très compactes ;
fruit : semences couronnées par un rebord membraneux.

Toutes les parties de la tanaisie exhalent une odeur forte, pénétrante ; leur saveur est arômatique, très amère, nauséabonde.
Les fleurs se récoltent au mois d'août, les graines en septembre et octobre. La dessiccation ne leur fait rien perdre de leurs
qualités.

Propriétés. La tanaisie est tonique, excitante, vermifuge et emménagogue. Elle convient dans la faiblesse de l'estomac et des intestins, les affections rhumatismales et vermineuses, les fièvres intermittentes, l'hydropisie, les coliques, les pâles couleurs, les flueurs blanches, la suppression des règles, l'épilepsie, les tumeurs, les entorses, les contusions et les ulcères de mauvais caractère.

Préparations. *Infusion :* sommités fleuries, 15 à 30 gr. par litre d'eau ; *dose :* 2 ou 3 tasses par jour ; *sirop :* sommités fleuries, 25 gr., eau, un quart de litre, sucre, 100 à 150 gr.; *dose :* 2 ou 3 cuillerées par jour ; *vin :* sommités fleuries, 30 à 50 gr. par demi-litre de bon vin, trois jours de macération ; *dose :* 1 ou 2 tasses par jour.

A l'extérieur : décoction, sommités fleuries, 30 à 60 gr. par litre d'eau, pour lotions et lavements ; *huile :* sommités fleuries, 15 gr., huile d'olive, 125 gr., infusées au bain-marie pendant quelques heures, pour frictions et pansements. Sommités en cataplasmes.

TILLEUL. Tilleul d'Europe, commun, tillot, thé d'Europe ; famille *tiliacées.*

Description. Ce bel arbre croît dans les forêts, et est cultivé dans les parcs, les jardins, les promenades publiques, dont il fait l'ornement. Les fleurs de tilleul répandent une odeur agréable qui diminue par la dessiccation. On les récolte dans le mois de juillet ; on doit en séparer les feuilles florales, et les faire sécher à l'étuve ou au soleil.

Propriétés. Les fleurs de tilleul sont diaphorétiques et antispasmodiques. Elles conviennent dans les affections nerveuses, la mélancolie, la migraine, les palpitations de cœur, les douleurs nerveuses de l'estomac, les indigestions, les vomissements, les coliques, les convulsions, les douleurs de reins, les frissons fébriles et les refroidissements.

Préparations. *Infusion théiforme* : fleurs, 1 à 3 gr. par quart de litre d'eau ; *dose :* 2 ou 3 tasses par jour, plus ou moins sucrées.

A l'extérieur : infusion, fleurs, 15 à 30 gr. par litre d'eau, pour bains et lotions.

TORMENTILLE. Tormentille droite, tubéreuse, tourmentille, blodrot ; famille *rosacées.* Cette plante, vivace, croît dans les bois, les lieux frais, le long des haies et les pâturages ombragés. (Juin, juillet.)

Description. Racine : souche épaisse, courte, ronde vers la partie supérieure, presque de la consistance du bois, d'un brun foncé en dehors, rougeâtre en dedans ; tiges nombreuses, dressées, ramifiées ; feuilles sans queue, à trois ou cinq petites feuilles ovales, allongées, dentées en scie, légèrement velues, d'un vert plus foncé à la face supérieure ; fleurs petites, d'un jaune vif, solitaires, portées sur des queues.

La racine de tormentille est inodore ; sa saveur est astringente et un peu arômatique ; on peut l'employer fraîche toute l'année. C'est dans la belle saison qu'il faut récolter cette racine pour la sécher et la conserver. Celle qui se trouve dans les bois et les pâturages secs est préférable.

Propriétés. La tormentille est tonique, astringente et résolutive. Elle s'emploie dans les hémorrhagies, le crachement et le pissement de sang, l'incontinence d'urine, le flux muqueux, les flueurs blanches, les fièvres intermittentes, l'inflammation de la matrice, de la vessie et du canal urinaire, le ramollissement des gencives, les contusions, les abcès, les panaris, les furoncles et les ulcères.

Préparations. *Décoction* : racine, 20 à 40 gr. par litre d'eau ; *dose* : 2 tasses jour ; *vin* : racine en poudre, 25 gr. pour un demi-litre de vin ; deux jours de macération et filtrez ; *dose* : 1 ou 2 tasses par jour.

A l'extérieur : décoction, racine, 30 à 60 gr. par litre d'eau ou de vin, pour lotions, injections et gargarismes. Poudre de la racine pour cataplasmes.

TROENE. Famille *jasminacées* Cet arbrisseau croît dans les haies et les bois. (Juin, juillet.)

Description. Tiges de 2 à 3 mètres, à rameaux opposés, cylindriques, flexibles, d'une couleur cendrée ; feuilles ovales, en fer de lance, lisses, entières, d'un beau vert, portées sur de courtes queues, persistantes dans les hivers doux ; fleurs blanches, petites, odorantes, disposées en grappes allongées à l'extrémité des rameaux ; fruit : baies mûrissant en automne, se colorant d'un pourpre noir, et restant sur l'arbrisseau une partie de l'hiver.

Les fleurs de troëne sont odorantes ; les feuilles ont une saveur acerbe et légèrement piquante. On récolte les feuilles et les fleurs pendant l'été, les fruits en automne.

Propriétés. Le troëne est tonique, astringent et détersif. Il convient dans la diarrhée, les hémorrhagies, le crachement de sang, le flux muqueux, les pertes séminales, l'écoulement excessif des règles, l'incontinence d'urine et l'inflammation du canal urinaire, l'engorgement et le relâchement des amygdales, des gencives et de la luette, les maux de gorge, les douleurs de dents, les suites de chutes et les ulcérations internes.

Préparations. *Décoction* : feuilles et fleurs, 40 à 60 gr. par litre d'eau ; *dose* : 2 ou 3 tasses par jour ;

suc des feuilles et fleurs ou des fruits, 2 ou 3 demi-tasses par jour. .

A l'extérieur : décoction, feuilles et fleurs ou fruits, 40 à 80 gr. par litre d'eau ou de vin, avec addition d'un peu de miel, pour lotions, injections, gargarismes et lavements.

TUSSILAGE. Tussilage commun, pas-d'âne, pas-de-cheval, herbe de Saint-Guérin, taconnet, procheton ; famille *synanthérées*. Cette plante, vivace, se trouve au bord des ruisseaux, des fontaines, des fossés, sur les coteaux humides et gras. (Avril, mai.)

Description. Tiges : hampes droites, simples, longues de 10 à 15 cent; feuilles partant de la racine, portées sur des queues, arrondies, en forme de cœur, lisses, dentées, d'un vert clair en dessus, blanchâtres et cotonneuses en dessous; fleurs solitaires, d'un beau jaune, formées par la réunion d'une multitude de petites fleurs paraissant avant les feuilles.

Les fleurs ont une odeur forte, agréable et une saveur douce et arômatique ; les feuilles ont une saveur amère. On récolte les fleurs en mars et avril, les feuilles en été. Les fleurs doivent être bien séchées à l'étuve.

Propriétés. Les feuilles et les fleurs de tussilage sont toniques, pectorales et détersives. Elles conviennent dans les affections scrofuleuses et de poitrine, la phthisie et le catarrhe pulmonaires, l'asthme humide, la perte de la voix, l'angine, les rhumes, la toux, la coqueluche, l'inflammation de la gorge, la fluxion de poitrine, la pleurésie, les fièvres intermittentes et typhoïdes, la rougeole, les douleurs de dents, les tumeurs et les ulcères.

Préparations. *Infusion théiforme :* fleurs, 20 à 40 gr. par litre d'eau ; *dose :* 2 ou 3 tasses par jour, qu'on peut couper avec autant de lait de vache ;

suc des feuilles et des fleurs, 2 ou 3 demi-tasses par jour ; *sirop :* fleurs, 100 à 150 gr., eau, un quart de litre, sucre, 100 à 150 gr.; *dose :* plusieurs cuillerées par jour.

A l'extérieur : décoction, feuilles, 50 à 100 gr. par litre d'eau, pour lotions et fumigations. Feuilles pilées en cataplasme ; feuilles sèches fumées comme du tabac.

VALÉRIANE. Valériane officinale, sauvage, herbe-au-chat ; famille *valerianacées.* Cette plante, vivace, se trouve sur le bord des rivières, aux lieux un peu humides, dans les bois, les pays montagneux. (Juin , octobre.)

Description. Racines fibreuses, jaunâtres à l'extérieur, blanchâtres à l'intérieur ; tiges dressées, cannelées, lisses ou légèrement velues, hautes de 1 mètre à 1 mètre et demi ; feuilles opposées, portées sur des queues, ailées, avec une impaire, à petites feuilles sans queue, en fer de lance, aiguës, un peu dentées sur les bords ; fleurs d'un blanc rougeâtre, formant une sorte de bouquet très étalé, composé de rameaux opposés.

La racine de valériane est d'une odeur forte, nauséabonde, désagréable ; sa saveur est âcre et amère. On la récolte au printemps avant la pousse des tiges ; il faut la choisir grosse, bien nourrie, âgée de trois ans. Après l'avoir bien mondée, on la porte à l'étuve. Celle qui croît dans les lieux secs ou sur les montagnes doit être préférée, comme ayant une odeur, une saveur, et conséquemment des propriétés plus développées.

Propriétés. La valériane est tonique, antispasmodique, vermifuge et fébrifuge. Elle convient dans les affections nerveuses et vermineuses, les fièvres continues, intermittentes et typhoïdes, l'asthme continu, la difficulté de respirer, la perte de la voix, la coqueluche, le hoquet opiniâtre, les douleurs nerveuses de l'estomac, les convulsions, les vertiges, l'épilepsie, la mélancolie, la migraine, les palpitations nerveuses, la paralysie, le tremblement des membres, la difficulté d'uriner, les flueurs blanches, la faiblesse de la vue, les ulcérations de la bouche, les plaies et les ulcères de mauvais caractère.

Préparations. *Décoction* à vase clos : racine, 15 à 60 gr. par litre d'eau ; *dose :* 2 ou 3 tasses par jour ; *sirop :* racine en poudre, 25 à 30 gr., eau, un quart de litre, sucre, 150 gr.; *dose :* 2 ou 3 cuillerées par jour ; *vin :* racine en poudre, 20 à 40 gr. par demi-litre de bon vin blanc, trois jours de macération et filtrez ; *dose :* 1 ou 2 tasses par jour.

A l'extérieur : décoction, racine de 40 à 100 gr. par litre d'eau, pour lotions, gargarismes, bains et lavements ; *poudre* de la racine, prise comme du tabac et mêlée avec une égale quantité de poudre de fleurs d'arnica, efficace pour la faiblesse de la vue ; *pommade :* racine finement pulvérisée, 30 gr., axonge, 60 gr., pour frictions et pansements, *feuilles* en cataplasmes sur les ulcères.

VÉLAR. Sisymbre officinal, herbe au chantre, érysime officinal, moutarde des haies ; famille *crucifères.* Cette plante, annuelle, croît sur les bords des chemins, le long des haies et des murs. (Mai, septembre.)

Description. Tige de 50 à 80 cent., dressée, irrégulièrement tordue, rude, velue, rameuse supérieurement, à rameaux étalés ; feuilles portées sur des queues, d'un vert sombre, comme bleuâtre, les inférieures profondément échancrées, à cinq ou onze divisions oblongues, dentées, les supérieures en fer de pique, à divisions étroites ; fleurs jaunes, très petites, disposées en épis grêles le long des rameaux.

Le vélar est inodore ; les feuilles et surtout les rameaux

fleuris ont une saveur âcre et puante. On le récolte en mai et juin pour l'employer frais. Quand on veut le conserver, il faut le cueillir le plus tard possible.

Propriétés. Le vélar est tonique, astringent et expectorant. Il convient dans la faiblesse générale, de la poitrine et des voies respiratoires, la phthisie et le catarrhe pulmonaires, l'asthme humide, l'angine, les enrouements, la perte de la voix, la difficulté de respirer, les rhumes, la toux opiniâtre, la coqueluche, l'inflammation de la gorge et de la poitrine, la pleurésie, la fluxion de poitrine, les fièvres inflammatoires et typhoïdes et les brûlures.

Préparations. *Infusion :* feuilles et fleurs, 30 à 60 gr. par litre d'eau ; *dose :* 3 tasses par jour, légèrement sucrées ; *suc* des feuilles et des fleurs, 2 ou 3 cuillerées par jour ; *sirop :* suc des feuilles et des fleurs, 1 tasse, eau, demi-tasse, sucre, 150 gr.; *dose :* plusieurs cuillerées par jour.

A l'extérieur : feuilles en cataplasmes sur les brûlures.

VERGE D'OR. Verge d'or commune ; famille *synanthérées.* Cette plante croît dans les bois, les vallons montueux et les pâturages secs. (Août, septembre.)

Description. Tiges droites, dures, cannelées, anguleuses, d'un brun rougeâtre inférieurement, vertes et un peu velues vers le sommet ; feuilles pointues, dentées, d'un vert foncé en dessus, blanchâtres et un peu velues en dessous ; fleurs jaunes, en grappes droites, rapprochées, plus ou moins allongées.

La verge d'or est inodore et d'une saveur amère et un peu astringente. Sa récolte ne présente rien de particulier.

Propriétés. La verge d'or est astringente et diurétique. Elle s'emploie dans les affections des voies urinaires, l'inflammation et les douleurs de reins, la gravelle, le catarrhe de la vessie, la rétention d'urine, les écoulements muqueux, les pertes séminales, les flueurs blanches, l'écoulement excessif des règles, la diarrhée, l'engorgement des intestins, l'hydropisie et les ulcères.

Préparations. *Infusion théiforme :* feuilles et sommités fleuries, 30 à 60 gr. par litre d'eau ; *dose :* 2 ou 3 tasses par jour ; *suc* des feuilles et des sommités fleuries, 2 demi-tasses par jour ; *sirop :* suc, 1 tasse, eau, 1 demi-tasse, sucre, 100 gr.; *dose :* plusieurs cuillerées par jour ; *vin :* feuilles et sommités, 60 gr. pour un demi-litre de bon vin, trois jours de macération et passez ; *dose :* 1 ou 2 tasses par jour.

A l'extérieur : Infusion ou décoction, sommités et feuilles, 100 gr. par litre d'eau ou de vin, pour lotions, injections, gargarismes, lavements et pansements. Feuilles pilées en cataplasmes.

VÉRONIQUE. Véronique officinale, mâle ; famille *scrofulariacées.* Cette plante, vivace, croît dans les bois sablonneux, sur les coteaux arides et dans les bruyères. (Juin, août.)

Description. Tiges souvent rampantes, quelquefois dressées, dures, cylindriques, velues, longues d'environ 20 cent.; feuilles opposées, portées sur des queues médiocres, ovales ou un peu aiguës, dentées en scie à leurs bords ; fleurs petites, d'un bleu pâle, disposées le plus souvent en deux grappes latérales, longues de 8 à 12 cent.

La véronique est inodore, d'une saveur amère, un peu chaude et astringente. Elle se récolte pendant tout le temps de sa floraison. On doit rejeter toutes les feuilles rouges ou noires. La dessiccation ne lui fait rien perdre de ses propriétés.

Propriétés. La véronique est tonique, stimulante et sudorifique. Elle convient dans les affections vénériennes et de la peau, la faiblesse de l'estomac et des intestins, l'engorgement du foie, les indigestions, les vomissements, les coliques, l'érysipèle et la gale.

Préparations. *Infusion théiforme :* feuilles et sommités, 20 à 40 gr. par litre d'eau ; *dose :* 2 ou 3 tasses par jour ; *suc* des feuilles et des sommités, 1 ou 2 tasses par jour ; *sirop :* suc, 1 tasse, eau, demi-tasse, sucre, 100 à 150 gr. ; *dose :* plusieurs cuillerées par jour.

A l'extérieur : décoction, feuilles et sommités, 60 à 100 gr. par litre d'eau ou de vin, pour lotions et frictions.

VERVEINE. Verveine commune, herbe sacrée ; familles *vervénacées.* Cette plante croît sur les bords des chemins, des haies et dans les lieux incultes. (Juin, août.)

Description. Tiges dressées, quadrangulaires, légèrement purpurines, cannelées, simples ou munies vers leur sommet de quelques rameaux opposés ; feuilles portées sur des queues, opposées, ovales, oblongues, d'un vert sombre profondément découpées en divisions inégales, la terminale beaucoup plus grande ; fleurs petites, sans queue, d'un blanc violacé, disposées en longs épis.

La verveine est un peu amère. Il faut la cueillir un peu avant la floraison, choisir les tiges bien garnies de feuilles, et, afin que celles-ci restent vertes, les sécher promptement.

Propriétés. La verveine est tonique, diaphorétique, astringente, fébrifuge et résolutive. Elle s'emploie dans les affections nerveuses, rhumatismales et vermineuses, les fièvres intermittentes et typhoïdes, la jaunisse, les pâles couleurs, les coliques, les fluéurs blanches, les douleurs nerveuses de la tête, les pertes séminales, l'écoulement excessif des règles, les suites de chutes et les plaies.

Préparations. *Décoction :* feuilles et sommités, 30 à 60 gr. par litre d'eau ; *dose :* 2 ou 3 tasses par jour ; *suc* des feuilles et des sommités, 2 demi-tasses par jour ; *sirop :* suc, 1 tasse, eau, demi-tasse, sucre, 100 à 150 gr.; *dose :* plusieurs cuillerées par jour.

A l'extérieur : décoction, feuilles et sommités, 50 à 100 gr. par litre d'eau, pour lotions, injections et lavements ; feuilles pilées en topique et pour cataplasmes.

La verveine des jardins est douée d'une odeur pénétrante, analogue à celle du citron, et qui se développe surtout par le froissement. Sa saveur est amère, un peu piquante et arômatique. Elle est tonique, excitante et antispasmodique. Son infusion théiforme, 5 à 10 gr. pour un demi-litre d'eau, prise par tasse, sucrée et blanchie avec du lait, convient dans les douleurs nerveuses de la tête et de l'estomac, la mélancolie, la difficulté de digérer, les coliques, les flatuosités et les indigestions.

VIOLETTE. Violette de mars, fleur de carême, violier commun ; famille *violacées*. Cette plante croît dans les bois, le long des haies et dans les lieux un peu couverts. On la cultive dans les jardins. (Mars, avril.)

Description. Racines composées de fibres touffues, nombreuses ; tiges traçantes, sortant du collet de la racine ; feuilles en forme de cœur, portées sur de longues queues, vertes, lisses ou un peu velues ; fleurs violettes, portées sur de longues queues très simples, lisses, ne portant qu'une seule fleur.

L'odeur des fleurs de violette est douce et suave ; les feuilles sont inodores, d'une saveur fade ; les racines ont une saveur nauséabonde qui les rapproche de l'ipécacuanha. On cueille les fleurs de violette vers la fin du mois de mars, lorsque le temps est sec ; on les fait sécher promptement à l'étuve ou au soleil, et on les enferme dans des flacons bien bouchés et placés à l'abri de l'humidité. Les racines doivent être récoltées en automme. La violette simple des bois doit être préférée à celle des jardins.

Propriétés. Les fleurs de violette sont diaphorétiques, émollientes et expectorantes. On les emploie dans les maladies vénériennes et nerveuses, les fièvres inflammatoires, la rougeole et la variole, les affections aiguës de poitrine, le catarrhe pulmonaire, l'angine, les rhumes, la toux, la coqueluche, les irritations et inflammations de la gorge, de l'estomac, des intestins, des reins et des voies urinaires, les coliques et les inflammations externes.

Préparations. *Infusion théiforme :* fleurs, 2 à 5 gr. par demi-litre d'eau ; *dose :* 2 ou 3 tasses par jour ; *sirop :* fleurs, 40 à 60 gr., eau, un quart de litre, sucre, 150 gr. ; *dose :* plusieurs cuillerées par jour ; *décoction :* racine, 8 à 12 gr. par quart de litre d'eau, réduit de moitié, prise le matin en une ou deux fois, comme vomitif.

A l'extérieur : décoction, feuilles, 40 à 60 gr. par litre d'eau, pour lotions, fumigations et lavements.

VULVAIRE. Arroche fétide, puante, ansérine fétide, herbe de bouc ; famille *chenopodiacées.* Cette plante, annuelle croît, dans les lieux cultivés, dans les jardins négligés, au pied des murs et sur le bord des chemins. (Juillet, octobre.)

Description. Tige de 20 à 50 cent., couchée, rameuse, diffuse ; feuilles portées sur des queues, ovales, couvertes d'une poussière farineuse leur donnant un aspect blanchâtre ; fleurs verdâtres, dressées, rapprochées en une sorte de grappe compacte et terminale.

Cette plante, lorsqu'on la froisse entre les doigts, exhale une odeur très durable de marée ou de poisson putréfié. Elle s'emploie à l'état frais. La dessiccation lui fait perdre ses propriétés.

Propriétés. La vulvaire est antispasmodique et vermifuge. Elle convient dans certaines affections nerveuses et vermineuses, l'engorgement, la faiblesse et le relâchement de la matrice, les flueurs blanches, la migraine et les ulcères de mauvais caractère.

Préparations. *Infusion :* toute la plante, 10 à 20 gr. par demi-litre d'eau, *dose :* 1 ou 2 tasses par jour, plus ou moins sucrées.

A l'extérieur : décoction, toute la plante, 30 à 60 gr. par litre d'eau, pour lotions, injections, fumigations et lavements.

FIN.

TABLE DES MALADIES

ET

DES PLANTES QUI LEUR SONT APPLICABLES

Abcès. Sorte de tumeur qui renferme du pus. *Voyez :* Asclépiade blanche, Chicorée sauvage, Consoude, Genêt d'Espagne, Lis blanc, Mauve, Mélilot, Orge, Patience, Pavot, Rhubarbe, Romarin, Sceau de Salomon, Tormentille.

Accouchement difficile. *Voyez :* Busserole, Ricin, Seigle ergoté.

Adjuvants. Médicaments qui aident l'action de celui qui est regardé comme spécifique ; tels sont certaines tisanes, les lavements, les bains de pieds.

Adoucissants. Les adoucissants sont propres à empêcher et prévenir l'action des humeurs âcres et empêchent que leur acrimonie agisse sur les diverses parties du corps.

Affections du cœur. Maladies produites par une susceptibilité particulière du système nerveux, d'un trouble dans les fonctions des organes digestifs, d'une constipation opiniâtre, ou d'un battement plus fort et plus étendu qu'il ne doit l'être. *Voyez :* Agripaume, Carotte sauvage, Digitale, Mélisse, Millefeuille, Oranger, Saule blanc, Sauge, Seigle ergoté, Tilleul.

Affections dartreuses et de la peau. Maladies qui sont le résultat d'un vice constitutionnel ou d'une altération particulière des humeurs. *Voyez :* Aunée, Belle-de-nuit, Bouleau, Chêne, Chicorée sauvage, Cochléaria, Concombre sauvage, Douce-Amère, Eupatoire, Fumeterre, Genêt d'Espagne, Genièvre, Hièble, Houblon, Lycopode, Mauve, Menthe ; Menyanthe, Ortie, Patience, Pensée sauvage, Pied-d'Alouette, Pissenlit, Pulsatille, Raifort sauvage, Rosage, Sapin, Saponaire, Scabieuse, Sceau de Salomon, Scrofulaire, Sureau.

Affections nerveuses. Maladies qui ont leur siége dans le système nerveux, accompagnées d'irritations ou de convulsions. *Voyez :* Angélique, Armoise, Balsamite, Botris, Calament, Cardamine, Cataire, Chêne, Laitue sauvage, Laurier, Lavande, Lis blanc, Livêche, Marjolaine, Matricaire, Mélisse, Menthe, Millefeuille, Oranger, Pavot, Phellandre, Pivoine, Romarin, Roseau arômatique, Rue, Saule blanc, Seigle ergoté, Tilleul, Valériane, Verveine ; Violette, Vulvaire.

Affections vénériennes. Maladies qui sont le produit d'un virus particulier et qui se transmettent par le contact des muqueuses ou de la peau excoriée, qui ne s'attachent d'abord qu'à des régions déterminées, mais qui, de proche en proche, finiraient pas infecter toute l'économie, si la médication n'en arrêtait pas les progrès. *Voyez :* Asclépiade blanche, Astragale, Aunée, Bardane, Bouleau, Bryone, Chardon-Bénit, Chêne, Clématite, Cochléaria, Coquelicot, Douce-Amère, Frêne, Fumeterre, Genièvre, Hièble, Menyanthe, Noyer, Oranger, Origan, Patience, Pensée sauvage, Persicaire, Pissenlit, Polygala, Pulsatille, Raifort, Reine-des-Prés, Rosage, Sapin, Saponaire, Scabieuse, Sceau de Salomon, Sauge, Saule blanc, Sureau, Tamaris, Véronique, Violette.

Affections vermineuses. Maladies qui affectent diverses parties du corps et qui sont produites : 1º par les vers *lombrics*, longs, ronds et pointus par les deux bouts, et semblables en apparence à un ver de terre ; 2º par les *ascarides*, blancs, pointus par les deux bouts et de la longueur d'une petite épingle ; 3º par le *tenia*, ou ver solitaire, qui est plat comme un ruban et long de plusieurs mètres. *Voyez :* Absinthe, Belle-de-Nuit, Centaurée (petite), Concombre sauvage, Fougère mâle, Germandrée, Grenadier, Hièble, Houblon, Hysope, Lavande, Menthe, Menyanthe, Noyer, Oranger, Osmonde, Pêcher, Pied-d'Alouette, Polypode, Ricin, Roseau arômatique, Rhubarbe, Rue, Saule blanc, Scrofulaire, Séneçon, Serpolet, Tanaisie, Valériane, Verveine, Vulvaire.

Angine. Maux de gorge, ou inflammation de toutes les parties de l'arrière-bouche, produite surtout par l'action du froid humide. *Voyez :* Alleluia, Angélique, Chêne, Guimauve, Lierre terrestre, Marrube blanc, Mauve, Origan, Ortie, Pavot, Persicaire, Polygala, Pulmonaire, Raifort sauvage, Romarin, Sapin, Sénevé blanc, Tussilage, Vélar, Violette.

Antiscorbutiques. Médicaments qui détruisent la putridité du sang en décomposition.

Antispasmodiques. Médicaments dont l'action se porte principalement sur le système nerveux, qu'ils modifient en faisant cesser les troubles spasmodiques et convulsifs du système musculaire.

Apéritifs. Médicaments qui rétablissent la circulation interrompue dans les voies biliaires, digestives et urinaires.

Apoplexie. Maladie qui résulte de l'afflux du sang dans les vaisseaux qui enveloppent le cerveau ; le sang accumulé dans ces vaisseaux comprime la substance cérébrale et cause des désordres qui peuvent amener de graves accidents. *Voyez :* Angélique, Balsamite, Bryone, Matricaire, Mélilot, Menthe, Millefeuille, Nerprun, Noyer, Ortie, Osmonde, Pulsatille,

Reine-des-Prés, Sanicle, Sénevé blanc, Tanaisie, Tormentille, Troëne, Verge d'or, Verveine.

Asthme. Difficulté de respirer habituelle, plus ou moins forte, continuelle ou périodique, ordinairement indépendante de toute autre maladie. Dans certains cas, il résulte de fluxions de poitrine, de catarrhes ou même de rhumes imparfaitement guéris. *Voyez :* Ache, Agripaume, Arnica, Aunée, Botrys, Calament, Cardamine, Carotte sauvage, Clématite, Cochléaria, Douce-Amère, Genièvre, Germandrée, Globulaire, Hysope, Impératoire, Laitue sauvage, Laurier, Lavande, Lichen d'Islande, Lierre terrestre, Marrube blanc, Mélisse, Menthe, Millefeuille, Oranger, Origan, Pavot, Phellandre, Polygala, Raifort sauvage, Romarin, Saponaire, Serpolet, Stramoine, Tussilage, Valériane, Vélar, Violette.

Astringents. Médicaments qui exercent une action tonique et resserrent les parties sur lesquelles leur action est dirigée.

Brûlures. *Voyez :* Joubarbe, Laurier, Lierre terrestre, Lin, Lis blanc, Pavot, Sapin, Stramoine, Sureau, Vélar.

Cancer du sein. Cette affection résulte d'un développement morbide imprimé aux tissus de cet organe par suite, soit d'une contusion, soit d'une piqûre, ou de diverses autres causes ; ce qui fait que peu à peu il se forme un organe parasite et de superfétation qui absorbe les produits de la vie générale. *Voyez :* Aunée, Carotte sauvage, Chêne, Dictame, Douce-Amère, Joubarbe (petite), Impératoire, Nigelle, Noyer, Ortie, Patience, Pêcher, Pensée sauvage, Pulsatille, Scrofulaire.

Carreau. Maladie fréquente chez les enfants. Ceux qui en sont atteints ont le ventre volumineux, dur, les membres très amaigris, la peau terne et flétrie, la figure un peu bouffie et les traits souffrants. *Voyez :* Absinthe, Angélique, Aunée, Camomille romaine, Carotte sauvage, Chêne, Clématite, Cochléaria, Douce-Amère, Genêt d'Espagne, Gentiane, Germandrée, Houblon, Marrube blanc, Menyanthe, Noyer, Orge, Osmonde, Pavot, Pensée sauvage, Romarin, Scrofulaire, Sapin, Serpolet.

Catarrhe pulmonaire. Inflammation des poumons ou des bronches, maladie qui provient généralement d'un refroidissements ou d'une transpiration arrêtée. *Voyez :* Ache, Angélique, Arnica, Arrête-Bœuf, Aunée, Bardane, Benoîte, Bétoine, Botrys, Bouillon-Blanc, Bourrache, Busserole, Calament, Carotte sauvage, Cataire, Chardon-Bénit, Cochléaria, Coquelicot, Digitale, Doradille, Douce-Amère, Eupatoire, Genièvre, Germandrée, Houblon, Hysope, Impératoire, Laitue sauvage, Laurier, Lavande, Lichen d'Islande, Lierre terrestre, Marrube blanc, Mélisse, Origan, Phellandre, Polygala, Pulmonaire, Raifort sauvage, Romarin, Rose de Provins, Rue, Sapin, Sauge, Scolopendre, Tussilage, Vélar, Violette.

Catarrhe de la vessie. Inflammation de la muqueuse de la vessie. *Voyez* : Alkékenge, Arrête-Bœuf, Aunée, Boùleau, Bruyère, Busserole, Carotte sauvage, Cataire, Chardon-Bénit, Chiendent, Doradille, Douce-Amère, Genêt d'Espagne, Genièvre, Hépatique, Impératoire, Lin, Mélilot, Origan, Pêcher, Persicaire, Pavot, Sapin, Sénevé blanc, Verge d'or.

Choléra. *Voyez* : Arnica, Mélisse, Menthe, Ortie, Sapin, Saule blanc, Sénevé blanc.

Chutes. *Voyez* : Ache, Angélique, Antyllide, Arnica, Balsamite, Hièble, Houblon, Lavande, Mélisse, Menthe, Osmonde, Noyer, Pavot, Reine-des-Prés, Sanicle, Sauge, Sénevé blanc, Tanaisie, Tormentille, Troëne, Verge d'or.

Chute du rectum. Sortie de la partie inférieure du gros intestin, maladie causée par les différents cours du ventre, les hémorrhoïdes, la constipation, les cris, les efforts violents que l'on fait, surtout pour accoucher, ou pour aller à la selle. *Voyez* : Aigremoine, Benoîte, Bistorte, Bourse-à-Pasteur, Chêne, Grenadier, Lycopode, Noyer, Nummulaire, Ortie, Prêle, Renouée, Saule blanc, Tormentille, Troëne.

Coliques. Douleur aiguë siégeant dans l'estomac, les intestins, la matrice, les voies biliaires, urinaires, etc., due, soit à une contraction nerveuse, soit à un engorgement, soit à une inflammation. Les coliques ont des noms différents, suivant les causes dont elles dépendent. *Voyez* : Aneth, Angélique, Balsamite, Camomille romaine, Chêne, Hysope, Impératoire, Matricaire, Mélilot, Menthe, Millefeuille, Oranger, Pavot, Ricin, Rue, Sauge, Seigle ergoté, Tanaisie, Tilleul, Véronique, Verveine.

Constipation. Difficulté d'aller à la selle résultant d'un état inflammatoire ou de l'accumulation des matières fécales dans les intestins. *Voyez* : Anagyre, Belle-de-Nuit, Bryone, Chicorée sauvage, Chiendent, Eupatoire, Frêne, Genêt d'Espage, Globulaire, Hièble, Mauve, Mercuriale, Nerprun, Orge, Pêcher, Pensée sauvage, Pigamon, Réglisse, Rhubarbe, Ricin, Sénevé blanc, Sureau.

Contusions. Coups, meurtrissures, produits par des instruments de formes irrégulières, et qui déchirent ou écrasent les tissus. *Voyez* : Ache, Antyllide, Arnica, Balsamite, Dictame, Hièble, Houblon, Lavande, Millefeuille, Pavot, Sauge, Sceau de Salomon, Tanaisie, Tormentille.

Convulsions. Maladie très commune chez les enfants en bas âge, caractérisée par un anéantissement moral, des contractions et la raideur des membres, ou par des mouvements désordonnés, par des tremblements des bras et des jambes, la crispation des lèvres, l'altération des traits. Les convulsions sont le produit d'une maladie qui a son siége dans le cerveau, ou d'une inflammation dans le canal digestif, ou de la présence des vers dans les intestins. Quelquefois elles sont purement nerveuses ou occasionnées par une alimentation qui n'est pas en rapport avec les facultés digestives de l'enfant. *Voyez :* Armoise, Douce-Amère, Mélisse, Menthe, Millefeuille, Muguet, Oranger, Pivoine, Romarin, Séneçon, Tilleul, Valériane.

Coqueluche. Toux violente et convulsive revenant par quintes à des intervalles plus ou moins longs ; elle attaque surtout les enfants jusqu'à la seconde dentition ; elle est souvent épidémiqué. Sa durée est de cinq à douze semaines et même plus. Il est rare que les enfants qui ont la coqueluche en soient atteints une seconde fois. *Voyez :* Benoîte, Bryone, Chêne, Coquelicot, Douce-Amère, Lichen d'Islande, Marrube blanc, Menthe, Pavot, Pêcher, Phellandre, Pivoine, Pulsatille, Romarin, Serpolet, Tussilage, Valériane, Vélar, Violette.

Cors aux pieds. *Voyez :* Joubarbe, Lierre terrestre.

Crachement de sang. Maladie résultant des efforts de la poitrine, qu'on fait en chantant, en criant, ou en toussant ; les mouvements de colère, les chutes, les coups, l'action violente des muscles pour élever des poids considérables. Elle a aussi sa source dans la suppression des pertes de sang habituelles, soit par l'interruption des saignées, soit par la cessation des hémorrhagies, soit par la suppression des règles et des hémorrhoïdes. *Voyez :* Bouillon-Blanc, Bourse-à-Pasteur, Chêne, Consoude, Digitale, Doradille, Lierre terrestre, Lin, Marrube blanc, Millefeuille, Nummulaire, Orchis mâle, Orge, Ortie, Pavot, Phellandre, Prêle, Pulmonaire, Reine-des-Prés, Renouée, Rose de Provins, Salicaire, Sanicle, Sapin, Sauge, Saule blanc, Scolopendre, Seigle ergoté, Serpolet, Tormentille, Troëne.

Croup. Maladie des enfants qui se manifeste par une oppression très forte, accompagnée de râle et de sifflement, et qui paraît résulter de l'engorgement de la trachée-artère et des bronches. Il est ordinairement annoncé par un écoulement de mucus nasal ou par la diarrhée ; ainsi que le cauchemar, il attaque brusquement pendant le premier sommeil de la nuit. *Voyez :* Bryone, Concombre sauvage, Digitale, Patience, Polygala.

Croûte de lait. Pustules ou vésicules qui dégénèrent quelquefois en petits ulcères couverts de croûtes, tantôt sèches, tantôt humides, qui, en s'étendant, se joignent à leurs plus proches ; d'où il résulte des plaques, dont le visage et la tête sont couverts. *Voyez :* Ancolie, Asclépiade blanche, Carotte sauvage, Cochléaria, Douce-Amère, Fumeterre, Menyanthe, Mercuriale, Pensée sauvage, Raifort sauvage, Scabieuse, Séneçon.

Coupures. Genre de plaie faite par un instrument tranchant. *Voyez* : Arnica, Chêne, Joubarbe, Lycopode, Millefeuille, Noyer, Nummulaire, Renouée, Sanicle, Saule blanc, Sceau de Salomon, Scolopendre, Seigle ergoté, Tormentille, Verveine.

Dentition. Pour faciliter la dentition chez les enfants, *voyez* : Cataire, Guimauve, Lavande, Menthe, Saule blanc.

Dépuratifs. Médicaments qui agissent sur les diverses voies de l'économie pour purifier le sang et les humeurs en détruisant les obstructions et les foyers morbifiques.

Détersifs. Médicaments qui servent à purifier le sang et à détruire les suppurations des plaies, des ulcères et des ulcérations.

Diaphorétiques. Médicaments qui rétablissent l'équilibre dans la transpiration sans produire des réactions sensibles.

Diarrhée. On donne ce nom à des évacuations alvines abondantes, liquides, et plus ou moins abondantes chaque jour. Elles sont sans douleurs ou accompagnées de coliques, d'épreintes et de gargouillements ; tantôt elles sont passagères et de courte durée ; tantôt, passant à l'état chronique, elles persistent pendant des mois. La dyssénterie est caractérisée par une forte douleur du fondement, par des besoins continuels d'aller à la selle sans qu'il y ait de véritables déjections, et le malade ne rend qu'un peu de liquide ou quelques mucosités mêlées de sang ou de glaires. *Voyez* : Absinthe, Alchimille, Arnica, Aunée dyssentérique, Aunée, Benoîte, Bistorte, Bouillon blanc, Bourse-à-Pasteur, Bryone, Busserole, Camomille romaine, Centaurée (petite), Chêne, Consoude, Coquelicot, Doradille, Gentiane, Grenadier, Houblon, Joubarbe, Lichen d'Islande, Lin, Lycopode, Marrube blanc, Noyer, Nummulaire, Oranger, Orchis mâle, Orge, Ortie, Patience, Pavot, Prêle, Reine-des-Prés, Renouée, Rhubarbe, Ricin, Rose de Provins, Salicaire, Sanicle, Sauge, Saule blanc, Seigle ergoté, Sureau, Tamarisque, Troëne, Verge d'or.

Diurétiques. Médicaments qui exercent une influence stimulante sur les reins, l'appareil des voies urinaires et augmentent la sécrétion de l'urine.

Douleurs nerveuses de la tête. *Voyez* : Angélique, Arnica, Bétoine, Chicorée sauvage, Fraxinelle, Lavande, Matricaire, Mélisse, Menthe, Muguet, Oranger, Pavot, Sauge, Seigle ergoté, Stramoine, Verveine.

Douleurs d'oreilles. *Voyez* : Absinthe, Arnica, Aunée, Balsamite, Bryone, Camomille romaine, Cardamine, Carotte sauvage, Cataire, Cochléaria, Concombre sauvage, Grenadier, Guimauve, Hièble, Joubarbe, Laitue sauvage,

Lavande, Lis blanc, Marjolaine, Mélilot, Oranger, Origan, Ortie, Pavot, Romarin, Sénevé blanc, Sureau, Verveine.

Douleurs de dents. *Voyez :* Anagyre, Arnica, Bryone, Cataire, Cochléaria, Eupatoire, Hièble, Impératoire, Mille-feuille, Nerprun, Origan, Ortie, Pavot, Persicaire, Raifort sauvage, Saule blanc, Stramoine, Sureau.

Douleurs nerveuses d'estomac. *Voyez :* Aneth, Benoîte, Camomille romaine, Carotte sauvage, Cataire, Dictame, Hysope, Laitue sauvage, Lavande, Marrube blanc, Menthe, Millefeuille, Noyer, Orchis mâle, Origan, Pêcher, Pensée sauvage, Rhubarbe, Saule blanc, Seigle ergoté, Sénevé blanc, Serpolet, Tanaisie, Valériane, Verveine.

Difficulté de respirer. *Voyez :* Agripaume, Angélique, Calament, Cardamine, Digitale, Douce-Amère, Laitue sauvage, Mélisse, Menthe, Oranger, Origan, Pavot, Pied-d'Alouette, Romarin, Stramoine, Valériane.

Difficulté d'uriner, rétention d'urine. *Voyez :* Alkékenge, Aspérule, Aneth, Arnica, Arrête-Bœuf, Bouleau, Bourrache, Bruyère, Frêne, Genêt d'Espagne, Hépatique, Mélilot, Oranger, Orge, Pariétaire, Pavot, Réglisse, Seigle ergoté, Séneçon, Valériane, Verge d'or.

Digestions difficiles. *Voyez :* Absinthe, Angélique, Aspérule, Benoîte, Botrys, Camomille romaine, Centaurée (petite), Chardon-Bénit, Chicorée sauvage, Clématite, Genièvre, Gentiane, Houblon, Hysope, Impératoire, Laurier, Mélisse, Menthe, Oranger, Sauge, Saule blanc, Sénevé blanc, Véronique, Verveine.

Ecoulements ou flux muqueux. Maladie produite par un écoulement d'humeurs qui varie suivant la nature de ces humeurs et l'organe qui leur donne issue. *Voyez :* Aigremoine, Alchimille, Asclépiade blanche, Astragale, Bistorte, Busserole, Chêne, Digitale, Douce-Amère, Genièvre, Grenadier, Houblon, Laurier, Lycopode, Millefeuille, Noyer, Nummulaire, Oranger, Orge, Pariétaire, Pavot, Réglisse, Rhubarbe, Rose de Provins, Sapin, Saule blanc, Salicaire, Seigle ergoté, Tormentille, Troène, Verge d'or.

Ecoulement excessif des règles. *Voyez :* Aigremoine, Aunée, Bourse-à-Pasteur, Busserole, Chêne, Consoude, Digitale, Houblon, Nummulaire, Oranger, Ortie, Pavot, Prêle, Renouée, Rose de Provins, Roseau aromatique, Sauge, Saule blanc, Seigle ergoté, Troène, Verveine.

Emménagogues. Médicaments qui déterminent et favorisent l'écoulement des règles.

Emollients. Médicaments qui relâchent les tissus des organes avec lesquels on les met en contact et détruisent les symptômes inflammatoires.

Engelures et enflures des mains et des pieds.
Voyez : Arnica, Chêne, Cochléaria, Lycopode, Millefeuille, Noyer, Nummulaire, Ortie, Raifort sauvage, Sauge, Saule blanc, Sénevé blanc.

Engorgement des amygdales. Maladie produite par l'inflammation et le gonflement des glandes placées de chaque côté de la gorge. *Voyez :* Aigremoine, Arrête-bœuf, Aunée, Bistorte, Noyer, Ortie, Sénevé blanc, Troëne.

Engorgement des gencives. *Voyez :* Aigremoine, Arrête-bœuf, Aunée, Bistorte, Cochléaria, Impératoire, Ortie, Persicaire, Pied-d'Alouette, Raifort sauvage, Saule blanc, Troëne.

Engorgement des mamelles. *Voyez :* Ache, Asclépiade, Aunée, Chiendent, Douce-Amère, Lis blanc, Menthe, Nigelle, Noyer, Orge, Origan, Patience, Pêcher, Pensée sauvage, Rue, Séneçon.

Engorgement de l'estomac et des intestins. *Voyez :* Absinthe, Ache, Aigremoine, Anagyre, Arrête-Bœuf, Belle-de-Nuit, Benoîte, Bétoine, Busserole, Centaurée (petite), Chardon-Bénit, Chicorée sauvage, Chiendent, Cochléaria, Concombre sauvage, Douce-Amère, Fougère mâle, Fumeterre, Genièvre, Hépatique, Laitue sauvage, Menyanthe, Nerprun, Noyer, Orge, Origan, Osmonde, Patience, Pêcher, Pensée sauvage, Persicaire, Pied-d'Alouette, Pigamon, Pissenlit, Pivoine, Pulsatille, Rhubarbe, Ricin, Saponaire, Sauge, Scrofulaire, Sureau, Tamarisque, Verge d'or.

Engorgement du foie. *Voyez :* Absinthe, Aigremoine, Alkékenge, Anagyre, Arrête-Bœuf, Asclépiade blanche, Aspérule, Bardane, Bétoine, Bryone, Busserole, Carotte sauvage, Centaurée (petite), Chardon-Bénit, Chicorée sauvage, Chiendent, Eupatoire, Frêne, Genêt d'Espagne, Germandrée, Hépatique, Hièble, Laitue, Nerprun, Nigelle, Oranger, Orge, Origan, Patience, Pêcher, Persicaire, Pissenlit, Polypode, Rhubarbe, Ricin, Saponaire, Scolopendre, Séneçon, Tamarisque, Valériane, Véronique.

Engorgement de la rate. *Voyez :* Absinthe, Aigremoine, Anagyre, Arnica, Arrête-Bœuf, Aspérule, Bardane, Centaurée (petite), Chardon-Bénit, Chicorée sauvage, Chiendent, Eupatoire, Frêne, Germandrée, Nerprun, Nigelle, Orge, Origan, Osmonde, Patience, Persicaire, Pissenlit, Polypode, Rhubarbe, Scolopendre, Tamarisque.

Engorgement des testicules. *Voyez :* Alkékenge, Arrête-Bœuf, Asclépiade blanche, Aspérule, Aunée, Chiendent,

Dictame, Douce-Amère, Hièble, Mauve, Nerprun, Noyer, Orge, Ortie, Romarin, Saponaire, Scrofulaire.

Engorgement de matrice. *Voyez :* Aigremoine, Arrête-Bœuf, Asclépiade blanche, Aspérule, Aunée, Chiendent, Douce-Amère, Guimauve, Menyanthe, Noyer, Orge, Origan, Ortie, Pêcher, Pensée sauvage, Seigle ergoté.

Engorgement des articulations. *Voyez :* Alkékenge, Arnica, Arrête-Bœuf, Asclépiade blanche, Chêne, Cochléaria, Douce-Amère, Garance, Grenadier, Hièble, Lavande, Marrube blanc, Nerprun, Orge, Patience, Pêcher, Ricin, Romarin, Sauge, Saule blanc, Sureau.

Entorses. Luxations passagères et incomplètes des articulations, glissement forcé d'une extrémité articulaire sur l'autre, tiraillement et déchirement des parties molles qui environnent une articulation. La *foulure* se dit plus spécialement de la main, l'*entorse* du pied, la *courbature* de l'épine dorsale. *Voyez :* Aigremoine, Arnica, Chêne, Grenadier, Hièble, Lavande, Sauge, Seigle ergoté, Tanaisie.

Epilepsie. Affection chronique et périodique, qui consiste dans la perte subite de connaissance et de sentiment, accompagnée de mouvements convulsifs. On désigne aussi cette maladie sous le nom de *haut mal* ou *mal caduc*. *Voyez :* Alkékenge, Armoise, Arnica, Arrête-Bœuf, Bryone, Cardamine, Digitale, Hièble, Houblon, Joubarbe, Marjolaine, Millefeuille, Muguet, Oranger, Pavot, Pivoine, Rue, Stramoine, Sureau, Tanaisie, Tilleul, Valériane.

Erysipèle. Inflammation des vaisseaux lymphatiques souscutanés, accompagnée de rougeur à la peau, de chaleur, de cuissons et d'une sensation de brûlure. *Voyez :* Angélique, Bardane, Bourrache, Bruyère, Chardon-Bénit, Coquelicot, Noyer, Oranger, Origan, Polygala, Scabieuse, Sceau-de-Salomon, Sureau, Tamarisque, Véronique, Violette.

Excitants. Médicaments qui accélèrent les fonctions des organes en leur donnant plus d'action et de mouvement.

Expectorants. Médicaments qui favorisent la sortie des humeurs nuisibles au cerveau, aux poumons et à l'estomac ; adoucissent et calment la toux en diminuant l'irritation des bronches et de la poitrine.

Faiblesse générale. *Voyez :* Absinthe, Aigremoine, Alkékenge, Aneth, Angélique, Arnica, Arrête-Bœuf, Carotte sauvage, Centaurée (petite), Chardon-Bénit, Chicorée sauvage, Cochléaria, Dictame, Fraxinelle, Garance, Gentiane, Houblon, Lavande, Marrube blanc, Marjolaine, Matricaire, Mélisse, Menthe, Menyanthe, Nigelle, Noyer, Oranger, Orchis mâle, Origan, Osmonde, Patience, Pissenlit, Prêle, Romarin, Roseau arômatique, Rhubarbe, Raifort sauvage, Saponaire, Sauge, Saule blanc, Scrofulaire, Seigle ergoté, Sénevé blanc, Tamarisque, Vélar.

Faiblesse de l'estomac et des intestins. *Voyez :* Absinthe, Aneth, Angélique, Balsamite, Benoîte, Bétoine, Botrys, Camomille romaine, Carotte sauvage, Cataire, Centaurée (petite), Chardon-Bénit, Chicorée sauvage, Fumeterre, Gentiane, Houblon, Hysope, Laurier, Lavande, Lichen d'Islande, Livèche, Marrube blanc, Marjolaine, Mélisse, Menthe, Nigelle, Noyer, Oranger, Orchis mâle, Origan, Osmonde, Patience, Pissenlit, Romarin, Roseau arômatique, Rhubarbe, Sauge, Saule blanc, Seigle ergoté, Sénevé blanc, Tamarisque, Tanaisie, Véronique.

Faiblesse des organes génito-urinaires. *Voyez :* Aneth, Arnica, Fraxinelle, Houblon, Marrube blanc, Marjolaine, Matricaire, Mélisse, Menthe, Menyanthe, Nigelle, Ortie, Osmonde, Patience, Pissenlit, Rhubarbe, Romarin, Sénevé blanc.

Fièvres continues. Affection fébrile, lente, continue, accompagnée d'une diminution progressive de l'embonpoint et des forces. *Voyez :* Angélique, Bourrache, Camomille romaine, Centaurée (petite), Chardon-Bénit, Chicorée sauvage, Chiendent, Cochléaria, Menthe, Mercuriale, Muguet, Orge, Orchis mâle, Pavot, Réglisse, Saponaire, Sauge, Saule blanc.

Fièvres intermittentes. Affections caractérisées par des accès qui reviennent périodiquement à des jours et à des heures fixes, ou à des intervalles irréguliers. *Voyez :* Absinthe, Ache, Alkékenge, Angélique, Arnica, Balsamite, Benoîte, Bétoine, Bistorte, Bryone, Camomille romaine, Centaurée (petite), Chardon-Bénit, Chêne, Chicorée sauvage, Chiendent, Cochléaria, Fraxinelle, Frêne, Gentiane, Germandrée, Globulaire, Impératoire, Joubarbe, Laitue sauvage, Lichen d'Islande, Marrube blanc, Matricaire, Menthe, Menyanthe, Mercuriale, Millefeuille, Muguet, Noyer, Oranger, Orge, Orchis mâle, Patience, Pavot, Pêcher, Phellandre, Pigamon, Pissenlit, Réglisse, Reine-des-Prés, Roseau arômatique, Rue, Saponaire, Sauge, Saule blanc, Seigle ergoté, Sénevé blanc, Sureau, Tanaisie, Tormentille, Valériane, Verveine.

Fièvre inflammatoire. Affection caractérisée par une lassitude, une pesanteur, un engourdissement général, avec chaleur, vertiges, douleurs de tête, somnolence continuelle, agitation nocturne, accompagnée de moiteur. *Voyez :* Alkékenge, Alleluia, Ancolie, Aunée, Chardon-Bénit, Chiendent, Digitale, Germandrée, Joubarbe, Lavande, Marrube blanc, Mercuriale, Muguet, Oranger, Orge, Pavot, Réglisse, Romarin, Saule blanc, Tussilage, Vélar, Violette.

Fièvre typhoïde. Affection caractérisée par l'accumulation d'humeurs putrides dans les intestins. Cette maladie est désignée aussi sous le nom de fièvre putride, bilieuse, muqueuse, maligne et éruptive intestinale. *Voyez* : Alkékenge, Alleluia, Anagyre, Angélique, Arnica, Aunée, Balsamite, Bouillon blanc, Bourrache, Bryone, Camomille romaine, Centaurée (petite), Chardon-Bénit, Chicorée sauvage, Chiendent, Germandrée, Impératoire, Marrube blanc, Menthe, Mercuriale, Muguet, Nerprun, Oranger, Orchis mâle, Orge, Ortie, Pavot, Pêcher, Pigamon, Réglisse, Reine-des-Prés, Romarin, Sauge, Saule blanc, Seigle ergoté, Sénevé blanc, Tussilage, Valériane, Vélar, Verge d'or, Verveine, Violette.

Fissures ou gerçures des lèvres, du mamelon et de l'anus. *Voyez* : Arnica, Bistorte, Chêne, Cochléaria, Consoude, Lycopode, Millefeuille, Noyer, Nummulaire, Ortie, Raifort sauvage, Sauge, Saule blanc, Sénevé blanc.

Flatuosités. C'est l'effet d'un développement continuel de gaz ou de vents dans l'estomac et les intestins, qui se manifeste par la tension et le gonflement de la région épigastrique et du ventre tout entier, et par les besoins d'une émission fréquente, mais souvent difficile de gaz dont l'explosion soulage beaucoup le malade. *Voyez* : Absinthe, Aneth, Angélique, Anthyllide, Camomille romaine, Cataire, Chardon-Bénit, Genièvre, Gentiane, Impératoire, Laurier, Mélisse, Menthe, Oranger, Rue, Sénevé blanc, Serpolet, Valériane, Verveine.

Fleurs blanches. Catarrhe ou inflammation plus ou moins chronique de la membrane de la matrice, et particulièrement de son col et du vagin, accompagnée d'un écoulement muqueux. Cette maladie affecte particulièrement les femmes d'un tempérament faible et lymphatique. *Voyez* : Absinthe, Aneth, Angélique, Armoise, Arnica, Asclépiade blanche, Aunée, Benoîte, Bistorte, Botrys, Busserole, Centaurée (petite), Chêne, Cochléaria, Douce-Amère, Fraxinelle, Garance, Genièvre, Grenadier, Houblon, Impératoire, Marrube blanc, Matricaire, Millefeuille, Nummulaire, Patience, Raifort sauvage, Rhubarbe, Romarin, Salicaire, Sanicle, Sapin, Saponaire, Sauge, Saule blanc, Scabieuse, Sceau de Salomon, Seigle ergoté, Séneçon, Serpolet, Tamaris, Tanaisie, Tormentille, Valériane, Verge d'or, Verveine, Vulvaire.

Fluxion de poitrine. Inflammation des poumons, affection caractérisée par une fièvre intense, de la douleur dans l'un des côtés de la poitrine, toux sèche ou avec des crachats muqueux, souvent mêlés de sang, respiration gênée, visage rouge et animé, soif plus ou moins ardente, douleur de tête plus ou moins violente, sécheresse de la peau. *Voyez* : Arnica, Arrête-Bœuf, Bourrache, Bryone, Camomille romaine, Chiendent,

Marrube blanc, Millefeuille, Orge, Sapin, Tussilage, Vélar.

Fondants. Médicaments qui ont la propriété de résoudre les engorgements des humeurs et du sang coagulé.

Furoncle. Tumeur inflammatoire, superficielle, dure, rouge, très douloureuse, pouvant atteindre la grosseur d'un œuf de pigeon, avec une pointe à son sommet. *Voyez* : Chicorée sauvage, Laitue sauvage, Lis blanc, Mauve, Orge, Tormentille.

Gale. Eruption, le plus souvent contagieuse, qui se communique par le contact immédiat d'une personne atteinte de cette maladie, et qui consiste en de petites pustules à bords rougeâtres, contenant une sérosité limpide, qui paraissent d'abord et de préférence entre les doigts, aux mains, aux pieds et sur le ventre, et causent de vives démangeaisons. *Voyez* : Absinthe, Aigremoine, Astragale, Aunée, Bouleau, Bourrache, Bruyère, Bryone, Clématite, Douce-Amère, Impératoire, Menthe, Noyer, Patience, Pensée Sauvage, Persicaire, Pied-d'Alouette, Rosage, Scrofulaire, Serpolet, Sénevé blanc, Véronique.

Gonflement du ventre. Ballonnement des intestins et quelquefois de toute la capacité du ventre et du tissu cellulaire, par une surabondante quantité de gaz, soit hydrosulfuré, soit carbonique, qui, en refoulant les gros vaisseaux et les poumons, menace le malade d'accidents graves. *Voyez* : Absinthe, Ache, Alkékenge, Aneth, Angélique, Bryone, Genêt d'Espagne, Hièble, Matricaire, Mélisse, Mélilot, Menthe, Nerprun, Pariétaire, Persicaire, Pied-d'Alouette, Pigamon, Reine-des-Prés, Rue, Sureau.

Goutte. Gonflement inflammatoire des articulations, accompagné de douleurs très violentes, qui rendent insupportable le jeu de l'articulation. *Voyez* : Alkékenge, Angélique, Asclépiade blanche, Astragale, Bardane, Benoîte, Bouleau, Bruyère, Camomille romaine, Cardamine, Cataire, Centaurée (petite), Clématite, Douce-Amère, Fougère mâle, Frêne, Fumeterre, Genêt d'Espagne, Genièvre, Gentiane, Germandrée, Hièble, Houblon, Hysope, Laurier, Marrube blanc, Matricaire, Mélisse, Mélilot, Menthe, Ményanthe, Millefeuille, Nerprun, Orchis mâle, Orge, Osmonde, Pavot, Pêcher, Pensée sauvage, Persicaire, Polypode, Raifort sauvage, Rosage, Sapin, Saponaire, Sauge, Saule blanc, Sceau de Salomon, Tamarisque.

Gravelle. Maladie produite par de petites concrétions semblables à du sable qui se forment dans les reins, se disséminent dans les voies urinaires et sont expulsées avec les urines. *Voyez* : Ache, Alkékenge, Arrête-Bœuf, Aspérule, Bouleau, Bruyère, Busserole, Chardon-Bénit, Chiendent, Doradille, Genêt d'Espagne, Genièvre, Hépatique, Houblon, Impératoire, Ortie, Osmonde, Persicaire, Pied-d'Alouette, Prêle, Raifort sauvage, Sceau de Salomon, Scolopendre, Sureau, Verge d'or.

Hémorrhagie. Évacuation, effusion de sang plus ou moins considérable. Les hémorrhagies prennent diverses dénominations, selon le lieu où elles prennent naissance. *Voyez* : Aigremoine, Alchimille, Aunée, Benoîte, Bistorte, Bourse-à-Pasteur, Busserole, Chêne, Consoude, Digitale, Frêne, Grenadier, Guimauve, Lichen d'Islande, Lin, Millefeuille, Noyer, Nummulaire, Ortie, Oranger, Prêle, Rose de Provins, Roseau arômatique, Rue, Salicaire, Sanicle, Sceau de Salomon, Seigle ergoté, Serpolet, Tormentille, Troëne, Verge d'or.

Hémorrhoïdes. Maladie caractérisée par un flux sanguin à l'extrémité du rectum, avec production de tumeurs sanguines dans cette partie. *Voyez* : Arnica, Carotte sauvage, Douce-Amère, Hièble, Lin, Millefeuille, Nummulaire, Patience, Reine-des-Prés, Rhubarbe, Ricin, Rue, Scrofulaire, Sureau.

Hoquet. Mouvement convulsif du diaphragme après ou pendant une digestion difficile et pénible. *Voyez* : Armoise, Douce-Amère, Mélisse, Menthe, Millefeuille, Muguet, Oranger, Pivoine, Romarin, Saule blanc, Seigle ergoté, Séneçon, Tilleul, Valériane.

Hydropisie. Maladie caractérisée par un amas de fluide séreux ou aqueux dans le tissu cellulaire ou dans les différentes cavités du corps. *Voyez* : Absinthe, Ache, Alkékenge, Arrête-Bœuf, Asclépiade blanche, Aspérule, Bardane, Belle-de-Nuit, Bouleau, Bruyère, Bryone, Carotte sauvage, Centaurée (petite), Chardon-Bénit, Clématite, Cochléaria, Concombre sauvage, Digitale, Douce-Amère, Eupatoire, Genêt d'Espagne, Genièvre, Germandrée, Globulaire, Hépatique, Hièble, Houblon, Impératoire, Joubarbe (petite), Laitue sauvage, Laurier, Nerprun, Ortie, Osmonde, Pariétaire, Patience, Persicaire, Phellandre, Pied-d'Alouette, Pigamon, Pissenlit, Prêle, Raifort sauvage, Reine-des-Prés, Roseau arômatique, Sauge, Sénevé blanc, Sureau, Tamaris, Tanaisie, Verge d'or.

Incontinence d'urine. Écoulement involontaire et incommode d'urine. Cette évacuation se fait goutte à goutte, presque continuellement, ou en plus grande abondance, et par intervalles plus ou moins longs. *Voyez* : Aigremoine, Asclépiade blanche, Aunée, Benoîte, Bistorte, Bourse-à-Pasteur, Busserole, Chêne, Grenadier, Millefeuille, Noyer, Oranger, Orchis mâle, Ortie, Renouée, Rhubarbe, Salicaire, Sanicle, Sapin, Saule blanc, Seigle ergoté, Tamaris, Tormentille, Troëne.

Indigestions. *Voyez* : Angélique, Camomille romaine, Cataire, Mélisse, Menthe, Oranger, Tilleul, Verveine, Véronique.

Inflammation des yeux. *Voyez :* Alleluia, Chêne, Chiendent, Clématite, Genièvre, Laitue, Laitue sauvage, Lis blanc, Mauve, Mélilot, Mercuriale, Noyer, Orge, Pariétaire, Pavot, Pied-d'Alouette, Réglisse.

Inflammation de l'estomac et des intestins. *Voyez :* Ache, Alkékenge, Alleluia, Arrête-Bœuf, Aunée, Bouillon blanc, Bourse-à-Pasteur, Bryone, Busserole, Carotte sauvage, Cataire, Chardon-Bénit, Chiendent, Dictame, Guimauve, Houblon, Hysope, Laitue, Laitue sauvage, Lin, Marrube blanc, Mauve, Mélilot, Mercuriale, Orchis mâle, Orge, Pavot, Réglisse, Rhubarbe, Sénevé blanc, Violette.

Inflammation des reins. Affection caractérisée par une douleur aiguë du côté malade, envie continuelle d'uriner et constipation. *Voyez :* Arnica, Arrête-Bœuf, Bourrache, Digitale, Doradille, Genêt d'Espagne, Genièvre, Hépatique, Hysope, Impératoire, Laitue, Mauve, Mélilot, Oranger, Orchis mâle, Orge, Pariétaire, Pêcher, Pied-d'Alouette, Prêle, Raifort sauvage, Sureau, Verge d'or.

Inflammation du canal urinaire avec ou sans écoulement. *Voyez :* Aigremoine, Asclépiade blanche, Astragale, Bistorte, Busserole, Carotte sauvage, Chêne, Chiendent, Douce-Amère, Genièvre, Grenadier, Houblon, Lin, Lycopode, Mauve, Mélilot, Millefeuille, Noyer, Nummulaire, Oranger, Orge, Pariétaire, Pavot, Réglisse, Rhubarbe, Sapin, Saule, Seigle ergoté, Tormentille, Troëne, Verge d'or.

Inflammation de la matrice. *Voyez :* Absinthe, Angélique, Armoise, Arnica, Aunée, Benoîte, Bistorte, Busserole, Centaurée (petite), Chêne, Cochléaria, Douce-Amère, Fraxinelle, Lin, Matricaire, Mauve, Marrube blanc, Millefeuille, Nummulaire, Ortie, Pavot, Raifort sauvage, Rose de Provins, Sapin, Sauge, Saule blanc, Seigle ergoté, Tormentille.

Inflammations externes de la peau ou locales. *Voyez :* Alleluia, Bouillon blanc, Chiendent, Guimauve, Joubarbe, Laitue, Lin, Mauve, Mélilot, Mercuriale, Noyer, Orge, Pariétaire, Pavot, Pêcher, Réglisse, Violette.

Insomnie. Impossibilité de dormir, affection qui peut devenir un mal très pénible et se prolonger plus ou moins longtemps. *Voyez :* Coquelicot, Digitale, Douce-Amère, Houblon, Laitue, Mélisse, Menthe, Pavot, Pêcher, Seigle ergoté, Séneçon, Stramoine, Violette.

Irritations de poitrine. *Voyez :* Angélique, Bouillon blanc, Bourrache, Calament, Carotte sauvage, Cataire, Chiendent, Guimauve, Laitue, Laitue sauvage, Lin, Lis blanc, Marrube blanc, Mauve, Mercuriale, Orchis mâle,

Pariétaire, Pavot, Polygala, Pulmonaire, Sapin, Tussilage, Vélar, Violette.

Irritation de l'anus. *Voyez :* Carotte sauvage, Chiendent, Mauve, Mercuriale, Orge, Pariétaire, Pavot, Réglisse.

Jaunisse. Maladie du foie caractérisée par la couleur jaune plus ou moins foncée de la peau et des yeux. *Voyez :* Ache, Aigremoine, Alkékenge, Alleluia, Anagyre, Ancolie, Arnica, Arrête-Bœuf, Asclépiade blanche, Aspérule, Bryone, Carotte sauvage, Cataire, Chardon-Bénit, Chicorée sauvage, Chiendent, Douce-Amère, Eupatoire, Fumeterre, Gentiane, Germandrée, Hépatique, Hièble, Houblon, Joubarbe, Laitue sauvage, Livèche, Marrube blanc, Noyer, Ortie, Patience, Pigamon, Pissenlit, Raifort sauvage, Rhubarbe, Saponaire, Scolopendre, Séneçon, Sureau, Verveine.

Lait. Pour le faire passer. *Voyez :* Aunée, Bryone, Carotte sauvage, Genêt d'Espagne, Menthe, Noyer, Pavot, Rue, Roseau aromatique, Seigle ergoté.

Laxatifs. Médicaments qui relâchent et déterminent sans irritation de légères évacuations purgatives.

Mal de reins. Affection caractérisée par une douleur vive à la région des reins, qui résulte, soit d'un grand effort, soit d'un coup reçu sur cette partie, d'un refroidissement ou d'un courant d'air. *Voyez :* Ache, Alkékenge, Arnica, Arrête-Bœuf, Bourrache, Bruyère, Busserole, Chardon-Bénit, Chiendent, Doradille, Hépatique, Houblon, Hysope, Mélilot, Mercuriale, Ortie, Osmonde, Pied-d'Alouette, Prêle, Raifort sauvage, Sureau, Verge d'or.

Manie. Affection qui résulte d'une mauvaise conformation du cerveau, ou de la désorganisation plus ou moins profonde ou la compression d'une portion quelconque de la pulpe cérébrale, ou enfin d'une congestion cérébrale. *Voyez :* Ache, Alkékenge, Anthyllide, Arnica, Bryone, Digitale, Hièble, Laitue sauvage, Mélisse, Pavot, Pulsatille, Stramoine, Sureau.

Manque d'appétit. *Voyez :* Absinthe, Angélique, Benoîte, Botrys, Camomille romaine, Centaurée (petite), Chardon-Bénit, Chicorée sauvage, Clématite, Gentiane, Hysope, Impératoire, Laurier, Mélisse, Menthe, Oranger, Rhubarbe, Saule blanc, Sauge, Sénevé blanc, Véronique, Verveine.

Mauvaise haleine. *Voyez :* Aneth, Cochléaria, Grenadier, Impératoire, Lavande, Menthe, Oranger, Ortie, Persicaire, Pied-d'Alouette, Raifort sauvage, Sénevé blanc.

Masticatoires. Médicaments qui excitent la sécrétion de la salive et détruisent les engorgements des gencives et des glandes de l'arrière-bouche.

Mauvaise vue. *Voyez :* Arnica, Laitue sauvage, Pulsatille, Rose de Provins, Rue, Valériane.

Mélancolie. Affection caractérisée au moral par une propension habituelle à la tristesse, un goût prononcé pour la solitude, l'éloignement pour une conversation suivie et prolongée, une préoccupation continuelle sur l'existence imaginaire de maladies, par des idées sombres qui engendrent l'ennui et la fatigue de l'existence. *Voyez :* Angélique, Balsamite, Bourrache, Cataire, Genièvre, Laitue, Laurier, Livèche, Marjolaine, Mélisse, Orchis mâle, Oranger, Origan, Phellandre, Pulsatille, Roseau arômatique, Verveine.

Migraine. Douleur nerveuse, intermittente, périodique ou irrégulière qui occupe une moitié de la tête, plus souvent la gauche que la droite, et qui se fait sentir principalement au front et à l'arcade sourcilière. *Voyez :* Angélique, Arnica, Balsamite, Bétoine, Botrys, Calament, Cardamine, Chicorée sauvage, Dictame, Fraxinelle, Lavande, Livèche, Marjolaine, Matricaire, Mélisse, Menthe, Millefeuille, Muguet, Oranger, Pavot, Pissenlit, Pivoine, Raifort sauvage, Romarin, Rue, Sauge, Seigle ergoté, Sénevé blanc, Serpolet, Stramoine, Tilleul, Valériane, Verveine, Vulvaire.

Névralgie. Affection nerveuse caractérisée par une douleur ordinairement vive, déchirante, souvent avec élancement et tiraillement successif. *Voyez :* Armoise, Arnica, Balsamite, Bétoine, Camomille romaine, Cataire, Dictame, Digitale, Genêt d'Espagne, Mélisse, Menthe, Oranger, Pavot, Sénevé blanc, Stramoine, Valériane, Verveine.

Narcotiques. Médicaments qui calment en provoquant le sommeil ou un assoupissement plus ou moins profond.

Pâles couleurs. Affection caractérisée par une grande pâleur, un teint jaunâtre, lèvres blanches, chairs molles, indolence, nonchalance, paresse, lassitude dans tous les membres, pas d'appétit, goût bizarre, pouls faible, défauts de chaleur, palpitations au moindre mouvement un peu brusque, ou à la plus légère impression. *Voyez :* Absinthe, Angélique, Armoise, Arrête-Bœuf, Asclépiade blanche, Aunée, Camomille romaine, Cataire, Eupatoire, Fraxinelle, Garance, Genièvre, Gentiane, Germandrée, Hysope, Impératoire, Joubarbe, Livèche, Marrube blanc, Matricaire, Menyanthe, Menthe, Noyer, Oranger, Origan, Raifort sauvage, Rhubarbe, Romarin, Roseau arômatique, Rue, Sanicle, Saule blanc, Sénevé blanc, Tanaisie, Verveine.

Palpitations de cœur. Affection caractérisée par des battements du cœur plus fréquents ou plus forts et plus étendus qu'ils ne doivent l'être. *Voyez :* Agripaume, Carotte sauvage, Digitale, Mélisse, Millefeuille, Oranger, Pulsatille, Sauge, Saule blanc, Tilleul.

Panaris. Tumeur inflammatoire, accompagnée d'une douleur vive, qui survient à l'extrémité des doigts. *Voyez* : Chicorée sauvage, Consoude, Laitue sauvage, Laurier, Lis blanc, Mauve, Mélilot, Pavot, Sceau de Salomon, Tormentille.

Paralysie. Affection caractérisée par la suppression plus ou moins complète de la sensibilité, c'est-à-dire de la faculté de sentir et de se mouvoir. *Voyez* : Arnica, Arrête-Bœuf, Asclépiade blanche, Aunée, Bétoine, Bruyère, Bryone, Busserole, Clématite, Chicorée sauvage, Cochléaria, Concombre sauvage, Hièble, Impératoire, Laurier, Marjolaine, Mélisse, Menthe, Nerprun, Orge, Ortie, Patience, Pêcher, Pensée sauvage, Pulsatille, Rhubarbe, Romarin, Sauge, Seigle ergoté, Sénevé blanc, Serpolet, Valériane.

Perte de la voix. *Voyez* : Angélique, Guimauve, Marrube blanc, Origan, Ortie, Polygala, Sapin, Tussilage, Valériane, Vélar.

Pertes séminales. *Voyez* : Aigremoine, Asclépiade blanche, Aunée, Benoîte, Bistorte, Bourse-à-Pasteur, Busserole, Chêne, Digitale, Houblon, Lycopode, Noyer, Nummulaire, Ortie, Osmonde, Prêle, Reine-des-Prés, Renouée, Salicaire, Saule blanc, Scolopendre, Seigle ergoté, Tormentille, Troène, Verge d'or, Verveine.

Petite vérole. Affection éruptive caractérisée dans l'invasion par de la fièvre avec chaleur, les yeux sont rouges, la figure dans un commencement d'enflure particulière ; le malade éprouve une lassitude générale, des nausées, des vomissements jusque vers le troisième jour ; alors il paraît une multitude de boutons qui grossissent jusqu'au cinquième ; au douzième jour, ils se dessèchent et forme croûte, et la maladie devient bénigne ou mortelle, selon le cas. *Voyez* : Ancolie, Bardane, Bourrache, Bryone, Chardon-Bénit, Coquelicot, Guimauve, Pavot, Reine-des-Prés, Sureau, Violette.

Phthisie pulmonaire. Maladie des poumons caractérisée par la toux, les crachats purulents, un amaigrissement qui fait de rapides progrès, une grande gêne dans la respiration, une fièvre lente continue, la coloration des joues, la face plombée, blafarde, des sueurs nocturnes, la prostration des forces, accompagnés souvent d'une diarrhée plus ou moins abondante. *Voyez* : Ancolie, Angélique, Bétoine, Botrys, Bouillon blanc, Busserole, Calament, Carotte sauvage, Chêne, Digitale, Douce-Amère, Laitue sauvage, Lichen, Lierre terrestre, Marrube blanc, Millefeuille, Nummulaire, Orchis mâle, Orge, Phellandre, Polygala, Pulmonaire, Sapin, Seigle ergoté, Tussilage, Vélar.

Pissement de sang. Hémorrhagie de la membrane muqueuse des voies urinaires qui peut avoir son siége dans les reins, dans la vessie ou dans le canal urinaire. *Voyez* : Aigremoine,

Bourse-à-Pasteur, Consoude, Nummulaire, Pêcher, Prêle, Salicaire, Sanicle, Seigle ergoté, Tormentille, Véronique.

Plaies. Solution de continuité extérieure, qui, de la surface de la peau, s'étend plus ou moins profondément dans le tissu des parties sous-jacentes, et y forme une division apparente plus ou moins étendue. *Voyez :* Absinthe, Aigremoine, Anthyllide, Arnica, Balsamite, Bourse-à-Pasteur, Camomille romaine, Chêne, Dictame, Douce-Amère, Joubarbe, Laurier, Lierre terrestre, Lin, Lis blanc, Marrube blanc, Marjolaine, Menthe, Menyanthe, Millefeuille, Noyer, Orge, Ortie, Pulsatille, Reine-des-Prés, Sanicle, Sapin, Saule blanc, Scrofulaire, Valériane, Verveine.

Pleurésie. Inflammation de la membrane séreuse qui entoure les poumons, résultant de l'impression du froid, l'ingestion de boissons glacées, des chutes, fractures de côtes et plaies. *Voyez :* Chardon-Bénit, Coquelicot, Douce-Amère, Laitue sauvage, Lin, Marrube blanc, Millefeuille, Patience, Pavot, Polygala, Sénevé blanc, Tussilage, Vélar.

Purgatifs. Médicaments qui provoquent les déjections et sollicitent la diarrhée en détruisant les engorgements des vicères et les humeurs coagulées.

Pustules. Petits boutons d'une couleur rouge, qui bientôt prennent une teinte livide, s'agrandissent par degrés et s'ouvrent à leur sommet; il en sort une matière qui se dessèche et produit une croûte en forme de calotte. Cette croûte, qui n'adhère, en général, que par sa circonférence, se détache facilement par l'usage d'un corps gras, et, lorsqu'elle est tombée, on aperçoit un mamelon ulcéré qui fournit une matière propre au renouvellement d'une croûte pareille. *Voyez :* Asclépiade blanche, Astragale, Bardane, Clématite, Douce-Amère, Menyanthe, Noyer, Patience, Pavot, Pulsatille, Rosage, Rose de Provins, Saponaire, Scabieuse.

Relâchement de la luette et des gencives. *Voyez :* Alchimille, Aunée dyssentérique, Benoîte, Bistorte, Bourse-à-Pasteur, Busserole, Chêne, Cochléaria, Doradille, Grenadier, Noyer, Nummulaire, Ortie, Persicaire, Saule blanc, Sceau de Salomon, Scolopendre, Tormentille, Troëne.

Relâchement de matrice. *Voyez :* Alchimille, Bistorte, Bourse-à-Pasteur, Busserole, Chêne, Grenadier, Guimauve, Livèche, Marjolaine, Matricaire, Mauve, Mélilot, Noyer, Nummulaire, Ortie, Pavot, Saule blanc, Seigle ergoté, Troëne, Vulvaire.

Résolutifs. Médicaments qui détruisent les engorgements internes et externes.

Rhumatisme. Affection douloureuse constante, qui occupe les muscles, les membranes et les articulations en général.

Voyez : Arnica, Astragale, Bardane, Belle-de-Nuit, Benoîte, Bourrache, Bouleau, Bruyère, Bryone, Camomille romaine, Cochléaria, Concombre sauvage, Digitale, Douce-Amère, Frêne, Genêt d'Espagne, Genièvre, Germandrée, Hièble, Hysope, Laurier, Lavande, Marrube blanc, Mélilot, Mélisse, Menthe, Menyanthe, Millefeuille, Origan, Patience, Pavot, Pensée sauvage, Persiraire, Polygala, Polypode, Pulsatille, Raifort sauvage, Réglisse, Rhubarbe, Romarin, Rosage, Sapin, Saponaire, Sauge, Saule blanc, Sceau de Salomon, Sénevé blanc, Serpolet, Sureau, Tanaisie.

Rhumes. *Voyez :* Ache, Ancolie, Angélique, Arnica, Aunée, Bardane, Benoîte, Bétoine, Botrys, Bourrache, Busserole, Calament, Cardamine, Cataire, Chardon-Bénit, Cochléaria, Coquelicot, Digitale, Doradille, Douce-Amère, Eupatoire, Germandrée, Guimauve, Houblon, Hysope, Impératoire, Laitue sauvage, Laurier, Lavande, Lichen d'Islande, Lierre terrestre, Marrube blanc, Mélisse, Mauve, Origan, Polygala, Pulmonaire, Raifort sauvage, Réglisse, Romarin, Sapin, Sauge, Sceau de Salomon, Scolopendre, Sénevé blanc, Tussilage, Vélar, Violette.

Rougeole. Maladie éruptive, quelquefois épidémique. Cette affection, très simple par elle-même, est presque toujours suivie d'un symptôme auquel on prête en général peu d'attention, et qui pourtant est la cause de la mort d'un grand nombre d'enfants : c'est la toux et l'irritation de poitrine qui persistent après la guérison complète. Il est de la plus haute importance de combattre cette toux et cette irritation de poitrine. *Voyez :* Ancolie, Bardane, Bourrache, Bryone, Chardon-Bénit, Coquelicot, Guimauve, Lin, Marrube blanc, Pavot, Pêcher, Polygala, Reine-des-Prés, Réglisse, Sureau, Tussilage, Violette.

Rubéfiants. Médicaments qui s'appliquent sur la peau pour attirer fortement les humeurs en dehors.

Scorbut. Maladie caractérisée par une certaine décomposition du sang, qui perd sa vitalité et sa consistance, et qui tend à la putridité, et dont les causes sont les aliments d'une digestion difficile, la privation des végétaux ou des viandes fraîches, les habitations humides et le séjour plus ou moins prolongé dans des régions marécageuses. *Voyez :* Absinthe, Angélique, Asclépiade, Cardamine, Centaurée (petite), Cochléaria, Douce-Amère, Eupatoire, Fougère mâle, Fraxinelle, Frêne, Fumeterre, Genièvre, Gentiane, Germandrée, Houblon, Joubarbe, Marrube blanc, Menyanthe, Noyer, Nummulaire, Oranger, Orge, Osmonde, Patience, Persicaire, Pissenlit, Raifort sauvage, Sapin, Sauge, Saule blanc, Seigle ergoté, Sénevé blanc.

Scrofules. Affection opiniâtre, tenace, qui se manifeste chez ceux qui, par une disposition héréditaire, ont la peau blafarde, les chairs molles et flasques, et qui sont souvent attaqués de fluxions aux oreilles, aux yeux, autour des ailes du nez et d'engorgement glanduleux; affection augmentée et aggravée par le séjour dans des habitations humides et malsaines, par des aliments grossiers et de mauvaise qualité, par la malpropreté, le défaut ou l'excès d'exercice. *Voyez :* Absinthe, Angélique, Asclépiade blanche, Aunée, Camomille romaine, Carotte sauvage, Centaurée (petite), Chêne, Clématite, Cochléaria, Concombre sauvage, Digitale, Douce-Amère, Fougère mâle, Fraxinelle, Frêne, Fumeterre, Garance, Genêt d'Espagne, Gentiane, Germandrée, Houblon, Marrube blanc, Menyanthe, Noyer, Orge, Osmonde, Pensée sauvage, Phellandre, Raifort sauvage, Romarin, Rhubarbe, Rose de Provins, Sapin, Sauge, Saule blanc, Scrofulaire, Serpolet, Tussilage.

Sternutatoires. Médicaments qui, étant pris comme le tabac à priser, dégagent le cerveau et provoquent l'éternument.

Stimulants. Médicaments qui augmentent l'énergie des fonctions organiques.

Stomachiques. Médicaments qui donnent spécialement du ton à l'estomac et aux fonctions digestives.

Sudorifiques. Médicaments qui provoquent la sécrétion de la sueur, avec plus ou moins d'abondance.

Suites de chutes. *Voyez :* Ache, Arnica; Balsamite, Chêne, Hièble, Houblon, Hysope, Noyer, Pavot, Sauge, Sceau de Salomon, Sénevé blanc, Serpolet, Tormentille.

Suppression des règles. *Voyez :* Absinthe, Agripaume, Ancolie, Aneth, Angélique, Armoise, Arnica, Asclépiade blanche, Aunée, Botrys, Busserole, Camomille romaine, Cataire, Dictame, Digitale, Eupatoire, Fougère mâle, Fraxinelle, Garance, Germandrée, Hysope, Livèche, Marrube blanc, Matricaire, Mélisse, Menthe. Menyanthe, Millefeuille, Nigelle, Noyer, Origan, Pulsatille, Romarin, Roseau aromatique, Rhubarbe, Rue, Saule blanc, Seigle ergoté, Serpolet, Tanaisie.

Ténia, ver solitaire. *Voyez :* Absinthe, Belle-de-Nuit, Centaurée (petite), Fougère mâle, Gentiane, Grenadier, Lavande, Matricaire, Menthe, Noyer, Osmonde, Pêcher, Romarin, Rhubarbe, Saule blanc, Sénevé blanc, Tanaisie, Valériane.

Tempérants. Médicaments qui, par leur action rafraîchissante, modèrent l'exagération du calorique, étanchent la soif, augmentent la sécrétion urinaire, et produisent sur les tissus une sorte de resserrement.

Teigne. Affection caractérisée par de petites pustules ou vésicules qui se développent à la racine des cheveux. Elle forme souvent une croûte épaisse, sèche, blanchâtre, plus ou moins rousse, qui, lorsqu'on l'enlève, laisse échapper un fluide ichoreux, d'une odeur fétide et particulière. La teigne est produite par un vice scrofuleux, rachitique ; par la malpropreté ou toute autre cause morbide particulière et inhérente à la racine des cheveux. *Voyez :* Bardane, Chêne, Genièvre, Joubarbe, Noyer, Pensée sauvage, Pied-d'Alouette, Romarin, Saule blanc, Sénevé blanc, Sureau.

Toniques. Médicaments qui augmentent et relèvent l'énergie vitale des organes.

Toux. La toux résulte d'une maladie des voies respiratoires ou nerveuses ; elle est sèche ou humide, selon qu'elle est accompagnée d'une expectoration plus ou moins abondante. *Voyez :* Ache, Ancolie, Angélique, Aunée, Bardane, Benoîte, Bétoine, Botrys, Bouillon blanc, Bourrache, Busserole, Calament, Cardamine, Carotte sauvage, Cataire, Chardon-Bénit, Cochléaria, Digitale, Doradille, Douce-Amère, Eupatoire, Germandrée, Guimauve, Houblon, Hysope, Impératoire, Laitue sauvage, Lavande, Lichen d'Islande, Lierre terrestre, Lis blanc, Marrube blanc, Mauve, Mélisse, Millefeuille, Oranger, Origan, Pavot, Phellandre, Pivoine, Polygala, Pulmonaire, Raifort sauvage, Réglisse, Romarin, Sapin, Sauge, Sceau de Salomon, Scolopendre, Serpolet, Stramoine, Tussilage, Vélar, Violette.

Tumeurs. Affection caractérisée par un gonflement local de la peau ou de la surface d'un organe, occasionné par un amas plus ou moins profond de liquide ou d'humeurs, par un corps étranger qui cherche à percer au dehors, ou enfin par un développement des tissus organisés. *Voyez :* Ache, Arnica, Asclépiade blanche, Aunée, Bardane, Bryone, Carotte sauvage, Chêne, Dictame, Douce-Amère, Genêt d'Espagne, Eupatoire, Hièble, Houblon, Lis blanc, Menthe, Nerprun, Nigelle, Noyer, Ortie, Patience, Pêcher, Pensée sauvage, Pulsatille, Rhubarbe, Romarin, Rose de Provins, Séneçon, Scrofulaire, Sureau, Tussilage.

Tumeur inflammatoire. Affection caractérisée par une tumeur dure, luisante, plus ou moins rouge, avec pulsations marquées qui correspondent aux battements de l'artère, chaleur brûlante, lésion de quelques-unes des fonctions vitales, toujours accompagnée de fièvre continue. *Voyez :* Ancolie, Bourrache, Chiendent, Guimauve, Laurier, Lin, Lis blanc, Mauve, Orge, Pariétaire, Pavot, Réglisse, Séneçon, Sureau.

Ulcérations internes et de la bouche. Sortes de petits ulcères entourés d'un cercle plus ou moins rouge, quelquefois noirâtres ou livides, avec écoulement de mucosités qui s'échappent par une très petite ouverture. *Voyez :* Ache, Aigremoine, Alchimille, Arrête-Bœuf, Asclépiade blanche, Astragale, Aunée, Bouleau, Busserole, Carotte sauvage, Centaurée (petite), Chardon-Bénit, Chêne, Cochléaria, Impératoire,

Laitue sauvage, Lichen d'Islande, Marrube blanc, Menyanthe, Millefeuille, Noyer, Ortie, Persicaire, Rue, Saule blanc, Sapin, Troëne, Valériane.

Ulcères de mauvais caractère. Affection caractérisée par une solution de continuité survenue dans une partie organique quelconque, d'une manière lente, accompagnée d'écoulement puriforme, ichoreux, sanieux et dont les bords, loin de se réunir pour se cicatriser, tendent au contraire continuellement à s'écarter. *Voyez :* Absinthe, Ache, Alchimille, Ancolie, Arnica, Asclépiade blanche, Astragale, Aunée, Bouleau, Carotte sauvage, Centaurée (petite), Chardon-Bénit, Chêne, Clématite, Cochléaria, Dictame, Douce-Amère, Germandrée, Houblon, Impératoire, Joubarbe, Laurier, Lierre terrestre, Lin, Marrube blanc, Menthe, Menyanthe, Millefeuille, Noyer, Orge, Ortie, Patience, Pavot, Persicaire, Phellandre, Reine-des-Prés, Rosage, Rose de Provins, Rue, Sanicle, Sapin, Sauge, Saule blanc, Scrofulaire, Tanaisie, Tussilage, Tormentille, Valériane, Verge d'or, Vulvaire.

Varices. Affection caractérisée par une dilatation des veines qui forment des sortes de tumeurs inégales, molles, sans douleurs, bosselées, saillantes, occasionnées par le sang qui y est retenu par les valvules, toujours bleuâtres ; elles sont beaucoup plus visibles après la marche, une compression, une station prolongée. Les veines des jambes et des cuisses en sont plus souvent attaquées que les autres. *Voyez :* Aigremoine, Arnica, Chêne, Marjolaine, Saule blanc.

Vermifuges. Médicaments qui détruisent et expulsent les vers des diverses parties du corps.

Vertiges. Affection caractérisée par des douleurs de tête, l'étourdissement et le trouble de la vue. Cet état peut faire craindre le développement de quelques maladies nerveuses et mentales dont le siége est dans le cerveau. *Voyez :* Agripaume, Arnica, Arrête-Bœuf, Aunée, Bryone, Carotte sauvage, Cataire, Chardon-Bénit, Chicorée sauvage, Hièble, Marjolaine, Mélisse, Muguet, Oranger, Sauge, Scabieuse, Sureau, Valériane, Verveine.

Vomissements. *Voyez :* Angélique, Armoise, Bourrache, Busserole, Camomille romaine, Cataire, Lavande, Marrube blanc, Mélisse, Menthe, Oranger, Pavot, Renouée, Romarin, Roseau aromatique, Sauge, Saule blanc, Seigle ergoté, Tilleul, Valériane, Véronique.

Vomitifs. Méd^ts qui déterminent, par la bouche, l'évacuation des matières nuisibles contenues dans l'estomac et les intestins.

Vulnéraires. Médicaments qui rétablissent à l'intérieur l'équilibre dans la circulation du sang, interrompue par commotions, coups et suites de chutes ; à l'extérieur, ils s'emploient sur les plaies, les blessures et les contusions.

FIN DE LA TABLE DES MALADIES.

TABLE

DES PLANTES CONTENUES DANS CET OUVRAGE

FIN DE LA TABLE DES PLANTES.